Cuidados

de enfermería

Seguimiento y rehabilitación

La guía completa

ALEXANDRE CAREWELL

Índice

« *En el departamento de Cuidados Continuados y Rehabilitación, cada paso hacia la recuperación es un testimonio del poder de la resistencia humana y la determinación médica.* »

Introducción

¿Qué es el Departamento de Cuidados Continuados y Rehabilitación?

Los cuidados de seguimiento y rehabilitación, comúnmente conocidos por las siglas Soins de suite et de réadaptation, son un eslabón esencial en el itinerario asistencial del paciente. Situada a medio camino entre la hospitalización convencional y la vuelta a casa, la Unidad de Cuidados Continuados y Rehabilitación desempeña un papel fundamental en la atención médica, apoyando a los pacientes durante la crucial fase de rehabilitación.

Imagine a alguien que se ha sometido a una operación quirúrgica importante o ha sufrido una enfermedad grave. Tras la fase aguda del tratamiento, el paciente no siempre puede reanudar una vida normal de inmediato. Ahí es donde entran en juego los cuidados de seguimiento y rehabilitación, que ofrecen un espacio dedicado a la recuperación tanto física como psicológica. Este servicio está diseñado para responder a necesidades específicas, en particular para los pacientes que requieren cuidados médicos continuos, al tiempo que se benefician de una reeducación o rehabilitación.

Los cuidados de seguimiento y rehabilitación son ante todo un enfoque global de la salud. No se trata sólo de tratar una lesión o una enfermedad, sino de tener en cuenta al individuo en su conjunto. Los equipos multidisciplinares, formados por médicos, enfermeras, fisioterapeutas, terapeutas ocupacionales y otros especialistas, trabajan juntos para desarrollar un plan de cuidados a medida para cada paciente. Estos profesionales aúnan sus conocimientos para garantizar que cada individuo pueda recuperar su independencia e incluso mejorar su calidad de vida anterior.

El departamento de cuidados postoperatorios y rehabilitación es también un lugar donde se anima a los pacientes a participar activamente en su recuperación. El entorno está a la vez medicalizado para garantizar la seguridad y la calidad de los cuidados, y cálido para promover el bienestar. No es simplemente una transición entre el hospital y el hogar; es una etapa por derecho propio, un lugar donde los pacientes son rehabilitados, apoyados y preparados para volver a su vida cotidiana.

Los cuidados de seguimiento y rehabilitación encarnan una visión holística de la medicina, en la que se tienen en cuenta todas las etapas del proceso de curación y en la que el paciente ocupa el centro de nuestras preocupaciones. Es un mundo donde los cuidados técnicos se encuentran con la humanidad, donde la pericia clínica se une a la empatía, y donde cada día se escriben historias de resiliencia y renacimiento.

¿Por qué es necesario este libro?

La profesión de enfermera de cuidados continuados y rehabilitación se encuentra en la encrucijada entre las técnicas médicas avanzadas y el arte del apoyo humano. En el mundo de la medicina, mientras que hay muchos libros dedicados a la cirugía, la medicina general o los cuidados intensivos, los cuidados continuados y la rehabilitación suelen quedar al margen, menos explorados, menos destacados. Y sin embargo, su importancia es crucial.

Este libro es necesario por varias razones:
1. **Revalorizar un eslabón esencial de la cadena asistencial: Como** intermediarios entre la hospitalización de agudos y la vuelta a casa, los cuidados de seguimiento y rehabilitación desempeñan un papel fundamental en la atención al paciente. Merecen que se les reconozca su verdadero valor, no sólo por parte de los profesionales sanitarios, sino también de la sociedad en su conjunto.
2. **Enfoque de una profesión apasionante:** Aunque muchos estudiantes de enfermería están vagamente

15

familiarizados con los cuidados posagudos y de rehabilitación, ¿cuántos saben realmente lo que implica en el día a día? Este libro le lleva al corazón de la profesión, revelándole sus retos, recompensas y riqueza intrínseca.

3. Una guía práctica para profesionales: más allá de los conocimientos teóricos, es vital comprender las realidades prácticas, los trucos del oficio y las técnicas de eficacia probada. Este libro pretende llenar este vacío, proporcionando herramientas prácticas para mejorar la atención al paciente.

4. Fortalecer la comunidad de cuidadores: Compartir experiencias, anécdotas y testimonios crea un sentimiento de pertenencia. Refuerza el vínculo entre los profesionales, recordándoles que no están solos ante los retos diarios.

5. Sensibilizar al público en general: Para las personas ajenas al mundo de la medicina, este libro ofrece la oportunidad de descubrir un mundo a menudo poco conocido. Al comprender mejor por lo que pasan los pacientes y cuidadores en los cuidados de seguimiento y rehabilitación, la sociedad puede desarrollar una mayor empatía y respeto por este campo.

6. Inspiración para el futuro: En un mundo médico en constante cambio, es esencial mirar hacia el futuro, anticiparse a las necesidades futuras e innovar. Este libro es también una reflexión sobre el potencial del seguimiento y la rehabilitación, que nos invita a cuestionarnos y a mejorar continuamente.

Este libro es necesario porque llena un vacío, arrojando luz sobre un sector sanitario que con demasiada frecuencia se encuentra en la sombra. Ofrece reconocimiento, orientación e inspiración a todos aquellos que tienen algo que ver con el mundo de la Atención Continuada y la Rehabilitación.

Capítulo 1

LA HISTORIA Y EL DESARROLLO DE LOS CUIDADOS POST-AGUDOS Y DE REHABILITACIÓN

Nacimiento y desarrollo de los cuidados de seguimiento y rehabilitación.

El nacimiento y el desarrollo del sector de la Atención Continuada y la Rehabilitación (RCC) reflejan los profundos cambios que se han producido en el sistema sanitario y en las necesidades de los pacientes a lo largo de las décadas. Encarnan una respuesta adecuada a los crecientes retos de la atención médica, al tiempo que ilustran el dinamismo constante de la medicina para satisfacer las demandas de una población en constante evolución.

Orígenes de los cuidados de seguimiento y rehabilitación

Originalmente, la necesidad de atención posthospitalaria surgió con el reconocimiento de que la recuperación no termina una vez que el paciente abandona el hospital. En el contexto de las dos guerras mundiales, muchos soldados regresaron a casa con traumas físicos y psicológicos. Aunque la atención médica aguda era esencial, pronto quedó claro que la fase de recuperación requería un enfoque específico, que combinara la rehabilitación y el apoyo psicosocial.

Evolución en la posguerra

Tras la Segunda Guerra Mundial, los países afectados tuvieron que replantearse sus sistemas sanitarios. Fue entonces cuando empezaron a desarrollarse estructuras dedicadas a la convalecencia y la rehabilitación, sobre todo en Europa. Estas instalaciones se centraban en la rehabilitación, ayudando a los pacientes a recuperar su independencia.

El aumento de las enfermedades crónicas

A medida que aumentaba la esperanza de vida y se producían avances médicos en el siglo XX, las enfermedades crónicas se hicieron más prevalentes.

Afecciones como las enfermedades cardiovasculares, la diabetes y los trastornos neurodegenerativos crearon una creciente necesidad de atención posthospitalaria especializada, en la que la rehabilitación ocupó un lugar central.

La respuesta institucional

Ante estas crecientes necesidades, muchos países han empezado a formalizar y estructurar sus servicios de postratamiento y rehabilitación. Se han establecido normas de atención, se ha introducido la formación especializada y se han asignado fondos específicos.

Seguimiento y cuidados de rehabilitación en la era moderna

Con el desarrollo de la tecnología y los avances médicos, el sector de los cuidados postoperatorios y la rehabilitación ha incorporado técnicas de vanguardia, manteniendo al mismo tiempo su enfoque centrado en el paciente. La telemedicina, las terapias innovadoras y la robótica médica han encontrado su lugar en los modernos cuidados de seguimiento y rehabilitación.

Hacia el futuro

Hoy en día, los cuidados de seguimiento y rehabilitación se encuentran en un punto de inflexión. Los retos que plantean las pandemias, los cambios demográficos y las innovaciones médicas exigen una adaptación constante. La atención posaguda y de rehabilitación del mañana tendrá que ser aún más flexible, integradora y orientada a una atención integral e individualizada del paciente.

Los cuidados de seguimiento y rehabilitación han seguido una trayectoria fascinante, evolucionando desde estructuras rudimentarias hasta centros altamente especializados. Encarnan la capacidad de la medicina para evolucionar en respuesta a las necesidades cambiantes de la sociedad, al tiempo que sitúan a las personas en el centro del enfoque terapéutico.

El impacto del cambio social y servicios médicos en el ámbito de los cuidados de seguimiento y rehabilitación.

La atención de seguimiento y rehabilitación (Soins de Suite et de Réadaptation) es el núcleo de la atención médica de un paciente. Actúa como puente entre el tratamiento agudo y la reanudación de la vida cotidiana. Sin embargo, como cualquier otro campo médico, la atención de seguimiento y rehabilitación no funciona en el vacío. Está influida por los cambios sociales y médicos, que a lo largo del tiempo han alterado profundamente su enfoque y sus prácticas.

Los cambios sociales y su impacto en los cuidados post-agudos y de rehabilitación :

- **Una población que envejece:** Con una mayor esperanza de vida, el número de personas mayores en la sociedad está aumentando. Las patologías relacionadas con la edad, como las caídas, las enfermedades neurodegenerativas y las afecciones cardiacas, requieren cuidados de rehabilitación específicos. Por ello, los cuidados de seguimiento y rehabilitación han tenido que adaptar sus prácticas e infraestructuras para satisfacer las necesidades específicas de este grupo de edad.
- **El aumento de las enfermedades crónicas:** La prevalencia de las enfermedades crónicas, en particular la diabetes, la obesidad y las dolencias respiratorias, está influyendo en la demanda de cuidados de seguimiento y rehabilitación. Estos pacientes requieren cuidados a largo plazo, centrados

en el control de la enfermedad y la prevención de complicaciones.

- **Expectativas cambiantes de los pacientes: los** pacientes de hoy aspiran a una mayor autonomía y desean implicarse en sus cuidados. Por ello, los cuidados de seguimiento y rehabilitación deben ofrecer enfoques participativos, integrando al paciente como actor central de su rehabilitación.

Los cambios médicos y su repercusión en los cuidados postoperatorios y de rehabilitación :

- **Avances tecnológicos:** La integración de nuevas tecnologías, como la robótica y las aplicaciones de telerehabilitación, ofrece oportunidades sin precedentes para la rehabilitación. Estas herramientas, en constante evolución, permiten un tratamiento más personalizado y a menudo más eficaz.
- **Evolución de las técnicas de rehabilitación: La** investigación médica, basada en estudios clínicos, ha revelado nuevos métodos de rehabilitación mejor adaptados a determinadas patologías. Estos descubrimientos han dado lugar a prácticas actualizadas en los cuidados de seguimiento y rehabilitación.
- **Enfoque multidisciplinar:** Reconociendo que la salud no es sólo la ausencia de enfermedad, sino el bienestar general, la Unidad de Cuidados Continuados y Rehabilitación ha adoptado un enfoque holístico. Esto significa una colaboración más estrecha entre diferentes profesionales (enfermeras, fisioterapeutas, terapeutas ocupacionales, psicólogos, etc.) para garantizar una atención integral.
- **Los retos que plantean las crisis sanitarias:** Acontecimientos como la pandemia de COVID-19 han puesto de manifiesto la necesidad de adaptar los

cuidados posagudos y de rehabilitación para dar cabida a pacientes con necesidades postinfecciosas específicas. Estas crisis también han puesto de relieve la importancia de la capacidad de respuesta y la flexibilidad en la gestión de los cuidados posagudos y de rehabilitación.

Como eslabón esencial en el continuo de la atención sanitaria, la atención posaguda y de rehabilitación no puede ignorar los cambios sociales y médicos. Para seguir siendo relevante y eficaz, debe evolucionar constantemente, anticiparse y adaptarse a los nuevos retos que plantean una sociedad cambiante y un campo médico en constante evolución.

Capítulo 2

COMPRENDER EL PAPEL CENTRAL LA ENFERMERA EN LOS CUIDADOS DE SEGUIMIENTO Y REHABILITACIÓN

Enfermeras: la columna vertebral de los cuidados de seguimiento y rehabilitación.

El personal de enfermería en los cuidados de seguimiento y rehabilitación es mucho más que un mero actor en el proceso asistencial. Es el pilar en torno al cual giran muchas interacciones, cuidados y actividades que garantizan una rehabilitación óptima del paciente. Desempeñan un papel central en varios frentes y a menudo son el primer punto de contacto para los pacientes y sus familias.

1. La enfermera como coordinadora de cuidados :
La especificidad de los cuidados de seguimiento y rehabilitación reside en su carácter multidisciplinar. Las enfermeras actúan como enlace entre los distintos profesionales sanitarios: médicos, fisioterapeutas, terapeutas ocupacionales, psicólogos y muchos otros. Ayudan a sincronizar las intervenciones, aseguran la continuidad de los cuidados y garantizan una atención integral al paciente.

2. El papel educativo :
Además de proporcionar cuidados técnicos, las enfermeras de seguimiento y rehabilitación también tienen un papel educativo vital. Informan a los pacientes sobre su patología, les dan a conocer las buenas prácticas para su rehabilitación y les ayudan a comprender y seguir su tratamiento. Esta educación terapéutica es esencial para que los pacientes tomen las riendas de su propia salud.

3. Apoyo psicológico :
El periodo de rehabilitación puede ser duro para el paciente. Las enfermeras, con su presencia diaria, son a menudo quienes detectan los signos de angustia, ansiedad o depresión. Proporcionan apoyo psicológico, tranquilizan y, si es necesario, derivan a los pacientes a especialistas para que reciban el tratamiento adecuado.

4. Experiencia técnica :

Los cuidados de seguimiento y rehabilitación pueden requerir habilidades técnicas específicas, desde el tratamiento de heridas complejas hasta la administración de tratamientos concretos. Las enfermeras deben estar siempre alerta, formándose regularmente para satisfacer las necesidades específicas de sus pacientes.

5. Prevención :

Las enfermeras desempeñan un papel crucial en la prevención de complicaciones como las escaras, las infecciones hospitalarias y la trombosis. Gracias a su meticulosa observación y a su profundo conocimiento del paciente, a menudo son las primeras en identificar las señales de alarma de las complicaciones y actuar en consecuencia.

6. La dimensión humana :

A través de su contacto diario con los pacientes, las enfermeras establecen una relación de confianza, esencial para el éxito del proceso de rehabilitación. A menudo es con ellas con quienes los pacientes comparten sus esperanzas, temores y dificultades. La enfermera proporciona un oído comprensivo, una empatía y un apoyo que van mucho más allá de los cuidados técnicos.

Las enfermeras de seguimiento y rehabilitación son la piedra angular de los cuidados. Aseguran la continuidad de la atención, garantizan la calidad de los cuidados y establecen esa relación tan importante con el paciente que a menudo marca la diferencia en el proceso de rehabilitación. Sin ellas, los cuidados de seguimiento y rehabilitación no podrían funcionar con tanta eficacia y humanidad.

Diferencias y similitudes con otros departamentos.

Los cuidados de seguimiento y rehabilitación (Soins de Suite et de Réadaptation) tienen características propias que los distinguen de muchos otros servicios hospitalarios. Sin embargo, también comparten una serie de similitudes con estos últimos, ya que forman parte de un continuo de cuidados. Para comprender plenamente su lugar único en el panorama médico, es pertinente compararlos con otros servicios, como los cuidados agudos, los cuidados intensivos y las unidades de cuidados de larga duración.

Diferencias entre los cuidados siguientes y la rehabilitación y otros servicios :

- **Tipo de cuidados: Los cuidados de** seguimiento y rehabilitación se centran principalmente en la reeducación y la rehabilitación, mientras que los cuidados agudos e intensivos se centran en el tratamiento de afecciones médicas graves o urgencias.
- **Duración de la estancia:** las estancias en los cuidados de seguimiento y rehabilitación suelen ser más largas que en los departamentos de cuidados agudos, pero más cortas que en las unidades de cuidados de larga duración. Su objetivo es preparar a los pacientes para volver a casa o a otro entorno menos médico.
- **Enfoque multidisciplinar:** Aunque todos los departamentos del hospital trabajan en equipo, el enfoque multidisciplinar es especialmente pronunciado en los cuidados de seguimiento y rehabilitación. En este departamento suelen participar diversos especialistas, como fisioterapeutas, terapeutas ocupacionales, logopedas, etc.
- **Infraestructura y equipamiento: Los** cuidados de seguimiento y rehabilitación suelen contar con

equipamiento e infraestructura específicos para la rehabilitación, como salas de fisioterapia o piscinas terapéuticas.

Similitudes entre los cuidados de seguimiento y rehabilitación y otros servicios :

- **El paciente en el centro: Sea cual sea** el servicio, el bienestar del paciente está siempre en el centro de nuestras preocupaciones. Todos los profesionales se esfuerzan por ofrecer una atención de calidad que responda a las necesidades del paciente.
- **Coordinación de los cuidados:** En todos los departamentos, es esencial asegurar una coordinación eficaz entre los distintos profesionales sanitarios para garantizar unos cuidados óptimos.
- **Continuidad de los cuidados:** los cuidados de seguimiento y rehabilitación, al igual que otros servicios, forman parte de una vía asistencial. Un paciente puede pasar de cuidados intensivos a cuidados agudos, luego a cuidados posteriores y rehabilitación, antes de ser trasladado finalmente a una unidad de cuidados de larga duración.
- **Formación continua:** En todos los departamentos, los profesionales sanitarios, incluidas las enfermeras, necesitan mantener al día sus conocimientos y habilidades para poder ofrecer los mejores cuidados posibles.
- **Retos administrativos y normativos:** Como cualquier otro servicio hospitalario, los cuidados de seguimiento y rehabilitación se enfrentan a retos de financiación, normativos y de gestión.

Los cuidados de seguimiento y rehabilitación ocupan un lugar especial en el panorama hospitalario. Aunque comparte una serie de similitudes con otros servicios, sus rasgos distintivos los diferencian claramente, sobre todo por su enfoque en la rehabilitación y la preparación de los pacientes para volver a un entorno menos médico.

La importancia de la multidisciplinariedad.

La multidisciplinariedad es un concepto esencial en medicina, que se basa en la colaboración de profesionales de distintas disciplinas para ofrecer una atención integral y coherente al paciente. En el mundo de la asistencia sanitaria, donde cada especialidad posee una parte del vasto cuerpo de conocimientos médicos, el enfoque multidisciplinar no sólo es una necesidad, sino también una fortaleza.

Imaginemos el recorrido de un paciente en Atención Continuada y Rehabilitación tras un accidente cerebrovascular (ACV). La recuperación no depende únicamente de la medicación o la cirugía, sino de una multitud de intervenciones. Los terapeutas ocupacionales trabajan en la recuperación de los movimientos cotidianos, los fisioterapeutas en la movilidad y la fuerza muscular, los logopedas en cualquier problema del habla y las enfermeras en la coordinación de los cuidados y la prevención de complicaciones. Cada uno de estos profesionales aporta conocimientos esenciales, pero es su trabajo conjunto, armonioso y complementario, lo que permitirá a los pacientes recuperar su independencia.

Esta colaboración no es sólo una combinación de intervenciones. También promueve una comunicación fluida entre los profesionales, garantizando que cada decisión médica esté informada y adaptada al contexto general del paciente. Por ejemplo, un cambio en el tratamiento farmacológico puede afectar al programa de rehabilitación, o una observación realizada por el fisioterapeuta puede influir en los cuidados de enfermería. Gracias a nuestro enfoque multidisciplinar, estas interacciones se producen con transparencia y comprensión mutuas.

Además de los beneficios médicos, el enfoque multidisciplinar también enriquece la relación paciente-profesional. Los pacientes se sienten apoyados, escuchados y considerados como un todo, con respuestas adaptadas a sus preocupaciones físicas y psicológicas. Las competencias complementarias garantizan una atención integral, en la que se tienen en cuenta todos los aspectos de la salud del paciente.

La multidisciplinariedad es mucho más que un método de trabajo; es una filosofía asistencial. Refleja el reconocimiento de que, en el ámbito médico, la puesta en común de conocimientos y competencias es la garantía de una atención óptima, centrada en el bienestar y la recuperación del paciente.

Capítulo 3

INGRESO EN CUIDADOS DE SEGUIMIENTO Y REHABILITACIÓN

El proceso de admisión: desde la aplicación hasta la instalación.

El proceso de admisión para la Atención Continuada y la Rehabilitación (RCC) es una etapa crucial, que orquesta la transición del paciente de un entorno médico a otro, con el objetivo de la rehabilitación y la reintegración gradual. Aunque esta transición pueda parecer administrativa, es esencial para garantizar la continuidad y la calidad de los cuidados. Desde la solicitud de ingreso hasta la llegada del paciente a la sala, cada paso está diseñado para garantizar la seguridad y el bienestar del paciente.

Suele comenzar con una recomendación médica. Ya sea de un médico de cabecera, de un cirujano tras una operación o de un especialista de un servicio de cuidados intensivos, se identifica la necesidad de rehabilitación. A continuación, el médico redacta una solicitud de ingreso en Atención de Seguimiento y Rehabilitación, detallando el contexto médico, las necesidades específicas de rehabilitación y los objetivos a alcanzar.

A continuación, esta solicitud es evaluada por el equipo de Atención Continuada y Rehabilitación, a menudo dirigido por un médico rehabilitador. Este último examina el expediente médico del paciente, evalúa la pertinencia del ingreso en función de las capacidades y especialidades del departamento y comprueba la disponibilidad de plazas. Esto garantiza que el departamento pueda responder adecuadamente a las necesidades del paciente.

Una vez aceptada la solicitud, comienza el proceso administrativo. Se recopilan los datos de contacto del paciente, su seguro médico y otros detalles relevantes. Esta fase, aunque burocrática, es vital para garantizar que el paciente sea atendido sin problemas ni trabas durante toda su estancia.

A medida que se acerca la fecha del ingreso, se establece la comunicación con el paciente y su familia. Se les da información práctica, como las cosas que deben llevar consigo, los horarios de visita y los arreglos de alojamiento. Esta etapa prepara a los pacientes para su llegada, tranquilizándoles y respondiendo a las preguntas que puedan tener.

Por último, el día del ingreso, el paciente es recibido por el equipo de cuidados de seguimiento y rehabilitación. Tras los trámites de admisión, se lleva a cabo una evaluación médica inicial para establecer un plan de cuidados personalizado. La enfermera, que es clave en esta transición, se toma el tiempo necesario para instalar al paciente, familiarizarle con su nuevo entorno y presentarle al equipo médico.

El proceso de admisión, aunque pueda parecer lineal, es en realidad el reflejo de la atención constante que se presta al paciente. Desde la primera derivación hasta la instalación en su habitación, cada etapa está diseñada para garantizar que los pacientes se sientan atendidos, escuchados y confiados, iniciando así su viaje de rehabilitación en las mejores condiciones posibles.

Evaluación inicial del paciente.

La evaluación inicial de un paciente en Continuing Care and Rehabilitation (CCR) es una etapa fundamental que sienta las bases de todo el proceso de reeducación. Permite realizar una evaluación médica y funcional completa e identificar las necesidades específicas del paciente. Esta evaluación guía el desarrollo de un plan de cuidados individualizado, centrado en los objetivos de rehabilitación.

En cuanto llega el paciente, la evaluación comienza con una **entrevista médica** con el médico rehabilitador. Durante esta conversación, se elabora la historia clínica del paciente, es decir, toda la información sobre sus antecedentes médicos y quirúrgicos y las circunstancias que llevaron a su ingreso en la Unidad de Cuidados Continuados y Rehabilitación. También se exploran las quejas y expectativas del paciente, dando una visión global de su situación.

A continuación se lleva a cabo la **revisión de los sistemas**. Se trata de interrogar al paciente sobre cada sistema corporal (cardiovascular, respiratorio, digestivo, etc.) para detectar cualquier síntoma o anomalía.

A continuación tiene lugar la **fase de exploración física**. El médico lleva a cabo una evaluación general, revisando las distintas funciones corporales. Por ejemplo, evalúa la fuerza muscular, la movilidad de las articulaciones, la sensibilidad y el equilibrio.

Junto a la evaluación médica, intervienen otros profesionales:
- El **terapeuta ocupacional** evalúa la capacidad del paciente para llevar a cabo las actividades de la vida diaria, como vestirse, comer y gestionar los cuidados personales.
- El **fisioterapeuta** examina la función motora, la calidad de la marcha y la capacidad respiratoria.
- Si es necesario, el **logopeda** evaluará cualquier trastorno del habla, de la deglución o cognitivo.
- Se puede recurrir a **psicólogos** o neuropsicólogos para explorar el estado emocional y la capacidad de recuperación del paciente, o para evaluar cualquier problema cognitivo.
- La **enfermera desempeña** un papel transversal, recopilando información sobre las experiencias del

paciente, sus hábitos, su nivel de autonomía, su medicación y cualquier necesidad de educación terapéutica.

Todos estos datos, recogidos meticulosamente, se compilan después en un **plan de cuidados**. Éste se reevaluará periódicamente y se ajustará en función de la evolución del paciente.

La evaluación inicial de un paciente en seguimiento y rehabilitación es, por tanto, un proceso multidimensional, en el que participa un equipo multidisciplinar. Sienta las bases de una atención holística y centrada en el paciente, destinada a ayudarle a recuperar su independencia.

El papel crucial de la enfermera en coordinación de la atención al ingreso.

Como profesional sanitario de primera línea, la enfermera desempeña un papel fundamental cuando un paciente ingresa en la Unidad de Cuidados Continuados y Rehabilitación (CCRU). En la encrucijada entre la medicina, la organización y la dimensión humana de los cuidados, las enfermeras son a menudo la primera cara con la que se encuentran los pacientes y la última que ven al final del día. En este contexto, la coordinación de los cuidados en el momento del ingreso es una gran responsabilidad para las enfermeras, y he aquí cómo funciona en la práctica.

1. Primer punto de contacto y evaluación inicial :
Cuando un paciente llega a la Unidad de Cuidados Continuados y Rehabilitación, suele ser la enfermera quien lo recibe, le ofrece una orientación inicial y le realiza una valoración inicial. Esta valoración, aunque más centrada en los cuidados de enfermería, complementa la valoración del

médico arrojando luz sobre el estado general del paciente, sus necesidades inmediatas y sus preocupaciones.

2. Comunicación con el equipo multidisciplinar :
La enfermera recopila información esencial que compartirá con todo el equipo asistencial: médicos, fisioterapeutas, terapeutas ocupacionales, psicólogos, etc. Se aseguran de que todos conocen las necesidades particulares del paciente, ya sean alergias a la medicación, restricciones dietéticas o requisitos psicológicos específicos.

3. Organización de los cuidados inmediatos :
Dependiendo del estado del paciente a su llegada, es posible que se requieran cuidados inmediatos. La enfermera coordina estas intervenciones, ya se trate de administrar medicación, aplicar apósitos o poner al paciente en oxigenoterapia.

4. Educación y tranquilización del paciente :
El ingreso puede ser una fuente de estrés para los pacientes. La enfermera se toma el tiempo necesario para explicar los procedimientos, presentar al equipo asistencial y responder a cualquier pregunta. Esto tranquiliza al paciente y facilita su integración en el departamento.

5. Coordinación con los servicios externos :
Si el paciente necesita más pruebas, la enfermera las coordina con los departamentos pertinentes, ya sean de diagnóstico por imagen, de laboratorio o consultas especializadas.

6. Planificación del plan de cuidados :
En colaboración con el equipo médico, la enfermera elabora un plan de cuidados para el paciente. Este plan tiene en cuenta las necesidades médicas del paciente, sus objetivos de rehabilitación y sus preferencias.

7. Transmisión de información :
Como las enfermeras trabajan por turnos, es esencial que la información se transmita con claridad y precisión entre los equipos de día y de noche, para garantizar la continuidad de los cuidados.

El enfermero, por su posición central y su proximidad al paciente, es un eslabón esencial en la coordinación de los cuidados durante el ingreso y en los cuidados de seguimiento y rehabilitación. Garantiza el buen desarrollo de las intervenciones, la seguridad del paciente y contribuye a establecer una relación de confianza, piedra angular del éxito de los cuidados.

Capítulo 4

TÉCNICAS Y COMPETENCIAS ESPECÍFICAS EN CUIDADOS DE SEGUIMIENTO Y REHABILITACIÓN

Conocimientos médicos específicos para los cuidados de seguimiento y rehabilitación.

La atención de seguimiento y rehabilitación (Soins de Suite et de Réadaptation) es una etapa crucial en el cuidado de un paciente. Su objetivo es restaurar las funciones deterioradas, optimizar la independencia y preparar a los pacientes para el regreso a casa o a un centro adecuado. Esta misión requiere que los profesionales sanitarios tengan competencias específicas, adaptadas a la complejidad de las necesidades de los pacientes a su cargo.

1. Habilidades de evaluación funcional :
Los profesionales de los cuidados postoperatorios y la rehabilitación deben ser capaces de evaluar la capacidad funcional de los pacientes. Esto significa dominar las herramientas y técnicas necesarias para evaluar la fuerza muscular, la movilidad articular, el equilibrio y la coordinación.

2. Experiencia en rehabilitación :
La rehabilitación es el núcleo de los cuidados de seguimiento y rehabilitación. Por ello, los cuidadores deben tener conocimientos avanzados de fisioterapia, terapia ocupacional, logopedia, etc., en función de sus respectivas especialidades.

3. Conocimiento de las patologías comunes:
Los pacientes de seguimiento y rehabilitación acuden a menudo tras estancias hospitalarias agudas por diversas afecciones, como derrames cerebrales, traumatismos y cirugía mayor. Es esencial conocer a fondo estas patologías y sus implicaciones.

4. Tratamiento del dolor :
Los pacientes de rehabilitación pueden sufrir dolor crónico o agudo. Los cuidadores en los cuidados de seguimiento y

rehabilitación deben estar formados en el tratamiento del dolor, utilizando enfoques medicinales y no medicinales.

5. Habilidades psicosociales :

La rehabilitación no es sólo física. Los profesionales de los cuidados posteriores y la rehabilitación deben ser capaces de evaluar y apoyar las necesidades emocionales, psicológicas y sociales de los pacientes, ayudándoles a superar los obstáculos asociados a su enfermedad o afección.

6. Coordinación y comunicación interdisciplinarias :

Los cuidados de seguimiento y rehabilitación son un entorno altamente colaborativo. Por lo tanto, los cuidadores deben sobresalir en la comunicación con otros profesionales sanitarios (médicos, enfermeras, terapeutas) para garantizar una atención coherente e integral.

7. Educación terapéutica :

Una de las funciones de los cuidados de seguimiento y rehabilitación es preparar a los pacientes para su regreso a casa. Esto suele implicar educar a los pacientes (y a veces a sus familias) sobre su enfermedad, los tratamientos, lo que deben hacer o evitar y las adaptaciones necesarias para la vida diaria.

8. Experiencia en tecnologías médicas :

Los avances tecnológicos hacen que muchas herramientas y equipos modernos se integren en la atención prestada en los cuidados de seguimiento y rehabilitación, incluidos los equipos de movilización, las tecnologías de realidad virtual para la rehabilitación y los dispositivos de monitorización médica.

9. Enfoque holístico :

En los cuidados de seguimiento y rehabilitación, se considera al paciente como un todo. Esto requiere la capacidad de integrar todas las facetas de la salud de un individuo: física, emocional, social y cognitiva.

10. Adaptabilidad :

Por último, cada paciente es único y su rehabilitación puede presentar retos inesperados. La capacidad de adaptarse, innovar y ajustar los planes de cuidados es una habilidad esencial en la Atención Continuada y la Rehabilitación.

La especificidad de los cuidados de seguimiento y rehabilitación reside en esta combinación de conocimientos médicos, habilidades de rehabilitación y un enfoque centrado en el paciente, que ofrece una atención personalizada y multidimensional.

Tratamiento del dolor y técnicas de cuidados avanzados.

El tratamiento del dolor es una cuestión clave en los cuidados postoperatorios y de rehabilitación. Muchos pacientes sufren dolor tras una intervención quirúrgica, un traumatismo o una enfermedad crónica. Una gestión adecuada del dolor es esencial para la comodidad y el bienestar del paciente, pero también para promover la rehabilitación. Combinar esta gestión con técnicas de cuidados avanzados ofrece un enfoque moderno y holístico del tratamiento.

1. Evaluación del dolor :
Sobre todo, es crucial evaluar el dolor correctamente. Se suelen utilizar escalas como la escala analógica visual (EAV) o la escala numérica. Esta evaluación tiene en cuenta la intensidad, la localización, la naturaleza (dolor agudo frente a crónico) y el impacto del dolor en la calidad de vida.

2. Enfoques farmacológicos :
- **Analgésicos**: Van desde los analgésicos simples (paracetamol) a los opiáceos (morfina), en función de la gravedad del dolor.
- **Antiinflamatorios no esteroideos (AINE)**: Útiles para el dolor de origen inflamatorio.
- **Antidepresivos y anticonvulsivos**: Estos fármacos pueden ser eficaces, sobre todo para el dolor neuropático.

3. Técnicas avanzadas de tratamiento del dolor :
- **Neuroestimulación transcutánea (TENS)**: Técnica que utiliza pequeñas corrientes eléctricas para estimular los nervios y reducir así la percepción del dolor.
- **Bloqueo nervioso**: inyecciones de medicación para bloquear temporalmente un grupo de nervios y aliviar el dolor.
- **Bomba analgésica**: Dispositivo para la administración controlada de opiáceos directamente en el sistema nervioso.

4. Enfoques no farmacológicos :
- **Fisioterapia**: Los movimientos específicos pueden ayudar a aliviar el dolor y mejorar la movilidad y la fuerza.
- **Termoterapia y crioterapia**: El uso de calor o frío puede tener efectos analgésicos.
- **Acupuntura**: Esta técnica china milenaria puede aportar un alivio significativo a algunos pacientes.
- **Terapias manuales**: Como la osteopatía o la quiropráctica, pueden ser beneficiosas para el dolor musculoesquelético.

5. Enfoques psicológicos :
- **Terapia cognitivo-conductual (TCC)**: Ayuda a los pacientes a controlar el dolor cambiando la forma en que lo perciben y reaccionan ante él.

- **Relajación y meditación**: Técnicas que pueden ayudar a relajar el cuerpo y la mente, reduciendo la percepción del dolor.

6. Tecnologías innovadoras :
- **Realidad virtual**: Los estudios demuestran que la realidad virtual puede ayudar a distraer la mente del dolor, proporcionando una especie de analgesia "cognitiva".
- **Biorretroalimentación:** Técnica que enseña a los pacientes a controlar las funciones fisiológicas para mejorar su estado de salud.

7. Educación terapéutica :
Es esencial enseñar a los pacientes a comprender su dolor, a expresarlo y a utilizar técnicas para aliviarlo, pero también a evitar comportamientos que puedan empeorarlo.

El tratamiento del dolor en los cuidados postoperatorios y de rehabilitación se basa en un enfoque multimodal, que combina técnicas tradicionales con innovaciones modernas. Requiere una estrecha colaboración entre el paciente, el personal de enfermería, los médicos y los terapeutas, siempre con el objetivo de ofrecer al paciente la mejor calidad de vida posible.

Técnicas de movilización y rehabilitación temprana.

Las técnicas de movilización y rehabilitación precoz desempeñan un papel esencial en los cuidados y la rehabilitación continuos (CCR). Estos enfoques pretenden promover el movimiento, minimizar el desacondicionamiento físico y facilitar el retorno a la independencia. Empezar la rehabilitación pronto, incluso en afecciones agudas, puede reducir las complicaciones secundarias y optimizar la recuperación. Veámoslo más de cerca.

1. La importancia de una movilización temprana :
La movilización precoz ayuda a prevenir las complicaciones asociadas a la inmovilidad prolongada, como la atrofia muscular, la trombosis venosa profunda, la neumonía y las escaras. También ayuda a mejorar la circulación sanguínea y a mantener la masa muscular.

2. Técnicas de movilización pasiva :
Utilizadas cuando el paciente no puede moverse de forma independiente, implican el uso de dispositivos o la intervención de un cuidador para mover las extremidades del paciente. Estas técnicas pueden incluir ejercicios de amplitud de movimiento o el uso de dispositivos como cicloergómetros para las extremidades inferiores.

3. Movilización asistida activa :
El paciente participa activamente pero recibe ayuda. Por ejemplo, un fisioterapeuta puede soportar el peso de una extremidad mientras ayuda al paciente a moverse.

4. Movilización activa :
El paciente realiza movimientos por sí mismo. Esto puede implicar ejercicios en la cama, transferencias de la cama a la silla o ejercicios de fortalecimiento y equilibrio.

5. Técnicas específicas de la rehabilitación precoz :
- **Levantarse pronto de la cama**: Anime al paciente a sentarse y levantarse de la cama lo antes posible.
- **Marcha asistida**: El uso de andadores o muletas para ayudar a los pacientes a recuperar su capacidad de andar.
- **Ejercicios respiratorios**: mejoran la función pulmonar, sobre todo después de una intervención quirúrgica torácica o abdominal.

6. Rehabilitación temprana específica para la enfermedad :
Dependiendo de la afección médica, las técnicas pueden variar:

- Para un ictus: trabaje la movilidad, la coordinación, el habla y la deglución.
- Tras cirugía ortopédica: movimiento precoz de la articulación afectada, fortalecimiento muscular y trabajo de la amplitud de movimiento.

7. La importancia del apoyo psicológico :
La rehabilitación temprana no se limita a la dimensión física. El apoyo psicológico es esencial para ayudar a los pacientes a superar las barreras mentales y emocionales y reforzar su motivación para participar activamente en la rehabilitación.

8. Tecnología y rehabilitación :
Herramientas modernas como la realidad virtual, los exoesqueletos o las plataformas de biorretroalimentación pueden integrarse para mejorar los resultados de la rehabilitación y hacer el proceso más atractivo para el paciente.

La clave del éxito de la movilización y la rehabilitación temprana reside en un enfoque individualizado e interdisciplinar en el que participan médicos, enfermeras, fisioterapeutas, terapeutas ocupacionales y otros profesionales. El objetivo no es sólo restaurar la función, sino también dar a los pacientes las herramientas y la confianza necesarias para volver a llevar una vida activa e independiente.

Capítulo 5

DESAFÍOS DIARIOS Y CÓMO SUPERARLAS

Gestión de situaciones complejas : el paciente recalcitrante circunstancias familiares difíciles.

Los cuidados continuados y la rehabilitación se encuentran a menudo en la intersección de la medicina, la psicología y el trabajo social. Por ello, las enfermeras de cuidados continuados y rehabilitación se enfrentan regularmente a situaciones complejas. Ya se trate de un paciente recalcitrante, de una historia vital difícil o de un contexto familiar tenso, cada situación requiere una delicadeza, paciencia y habilidad particulares si se quiere gestionar con eficacia.

1. El paciente recalcitrante :
El paciente que rechaza o se resiste al tratamiento puede ser uno de los mayores retos. Este rechazo puede deberse al miedo, la desconfianza, la depresión u otros factores psicológicos.
- **Establecer una relación de confianza**: tomarse el tiempo necesario para escuchar, expresar empatía y tranquilizar al paciente.
- **Comprenda el origen de la recalcitrancia**: ¿es miedo al dolor, falta de comprensión del tratamiento u otra cosa?
- **Implicar a especialistas**: Un psicólogo o un trabajador social pueden aportar sus conocimientos al cuidado del paciente.

2. Antecedentes familiares difíciles :
El entorno familiar desempeña un papel crucial en la recuperación de un paciente. Sin embargo, no todas las familias son solidarias o comprensivas.
- **Organice** reuniones **familiares**: brindan la oportunidad de discutir las preocupaciones, ofrecer educación y aclarar el papel de cada miembro en el proceso de rehabilitación.

48

- **Mediación de conflictos**: En situaciones tensas, la mediación puede ayudar a resolver desacuerdos y a establecer una comunicación constructiva.
- **Apoyo externo**: A veces puede ser necesario recurrir a los servicios sociales o a asociaciones para que presten apoyo adicional a la familia.

3. Gestión de historias de vida difíciles :
Los traumas pasados, ya sean físicos o psicológicos, pueden influir en la forma en que un paciente responde al tratamiento.
- **Formación especializada**: Garantizar que el personal esté formado para reconocer y gestionar los signos de trauma.
- **Enfoque centrado en el paciente**: Adaptar el plan de tratamiento a las necesidades y preocupaciones específicas del paciente.
- **Trabajar con especialistas en salud mental**: En algunos casos, el apoyo de un psicólogo o psiquiatra puede ser beneficioso.

4. Comunicación en equipo :
La comunicación fluida entre todos los miembros del equipo asistencial es esencial para garantizar una atención óptima.
- **Reuniones periódicas**: Son una oportunidad para compartir información, discutir retos y coordinar acciones.
- **Formación continua**: Organice sesiones de formación sobre la gestión de situaciones complejas para mejorar las competencias del equipo.

La gestión de situaciones complejas en los cuidados posagudos y de rehabilitación requiere un enfoque multidimensional que va mucho más allá de la atención médica. Las enfermeras, como columna vertebral de este servicio, desempeñan un papel crucial, siendo a menudo la primera línea de interacción con los pacientes y sus familias. Con empatía, paciencia, habilidad y colaboración, pueden sortear estos retos para garantizar el bienestar y la recuperación de sus pacientes.

Los retos emocionales y psicológicos de la rehabilitación.

La rehabilitación, aunque centrada en la recuperación física, implica inevitablemente las dimensiones emocional y psicológica del paciente. El proceso de curación no se limita a la cicatrización de heridas o a la reeducación muscular; también implica recuperar la autonomía, controlar el dolor, aceptar nuevas realidades corporales y adaptarse a un nuevo estado de normalidad.

1. Afrontar una nueva realidad :
Cuando un paciente entra en rehabilitación, puede enfrentarse a la realidad de que su vida nunca volverá a ser la misma. Esta realidad puede dar lugar a sentimientos de incredulidad, negación, ira o pena por la vida que conocían antes.

2. Incertidumbre y ansiedad :
No saber qué esperar, cuánto durará la rehabilitación o hasta qué punto será completa la recuperación puede ser una fuente importante de estrés para el paciente.

3. Los retos del dolor crónico :
El dolor, sobre todo cuando es persistente, puede tener efectos devastadores en la moral y el bienestar psicológico. Puede provocar sentimientos de desesperación, irritabilidad e incluso depresión.

4. Dificultades de aceptación :

Aceptar los cambios corporales, como la pérdida de un miembro o la presencia de una cicatriz importante, requiere un ajuste psicológico considerable. La aceptación es un proceso que puede llevar tiempo y apoyo psicológico.

5. Los retos de la independencia y la autonomía :

La pérdida de autonomía, aunque sea temporal, puede tener un profundo efecto en la autoestima y el sentido de la dignidad del paciente.

6. Reacciones de familiares y amigos :

La forma en que la familia y los amigos reaccionan ante la situación puede influir en el bienestar emocional del paciente. El apoyo, o la falta de él, puede tener un impacto significativo en el proceso de rehabilitación.

7. Los retos de reanudar las actividades cotidianas :

Reanudar tareas sencillas, como vestirse o alimentarse, puede ser una fuente de frustración, sobre todo cuando se trata de redescubrir cómo realizar estas acciones antes familiares.

8. Temores de reincidencia o deterioro :

Para algunas afecciones, el miedo a una recaída o al empeoramiento de la enfermedad puede perseguir al paciente.

Ante estos retos emocionales y psicológicos, es esencial ofrecer un apoyo psicológico adecuado durante todo el proceso de rehabilitación. Éste puede adoptar la forma de sesiones de psicoterapia, grupos de apoyo, talleres de arteterapia o musicoterapia, o trabajo social.

Cada paciente es único, al igual que su viaje de rehabilitación. Comprender y responder a estos retos emocionales y psicológicos es una parte esencial para garantizar una rehabilitación integral y holística.

Cómo mantener el equilibrio entre empatía y profesionalidad.

En el mundo de la medicina, y en particular en el contexto de los Cuidados Continuados y la Rehabilitación (CCR), mantener un equilibrio entre empatía y profesionalidad es un gran reto para las enfermeras y otros profesionales sanitarios. Cada paciente es un individuo con su propia historia, su propio dolor y sus propias esperanzas. Conectar con ellos de forma emocional puede mejorar la atención, pero también es crucial mantener cierta distancia para garantizar la calidad de los cuidados y proteger la salud mental del cuidador.

1. Reconocer el valor de la empatía :
La empatía, la capacidad de comprender y sentir por lo que están pasando los demás, es fundamental en la relación entre el cuidador y el paciente. Fomenta la confianza, facilita la comunicación y mejora la adherencia al tratamiento.

2. Establezca límites claros :
Aunque es esencial mostrar empatía, los profesionales sanitarios también deben establecer límites claros para proteger su propia salud mental. Esto podría significar no dar su número de teléfono personal, no aceptar amigos en las redes sociales o no involucrarse en los asuntos personales del paciente.

3. No juzgue :
Un profesional debe tratar a cada paciente con respeto, independientemente de sus antecedentes, creencias o comportamiento. Evitar juzgar fomenta una relación auténtica y empática.

4. Formación en comunicación terapéutica :
Las técnicas específicas, como la escucha activa y la reformulación, le permiten mostrar empatía sin dejar de ser profesional. Estas técnicas pueden desarrollarse mediante cursos de formación específicos.

5. Saber desconectar :

Después de un día de trabajo, especialmente si ha estado cargado emocionalmente, es crucial encontrar formas de desconectar. Esto puede implicar actividades relajantes, deporte, meditación o simplemente pasar tiempo con sus seres queridos.

6. Utilizar la supervisión o el debriefing :

La supervisión periódica o el debriefing con colegas o supervisores puede ayudarle a gestionar las emociones que siente en el trabajo. Es una oportunidad para expresar sus sentimientos, recibir consejos y reflexionar sobre su práctica.

7. Recuerde el papel del cuidador :

El papel principal del cuidador es proporcionar una atención médica de calidad. Aunque la empatía es esencial para comprender las necesidades emocionales del paciente, es igualmente crucial no dejar que estas emociones abrumen el papel principal.

8. Protegerse :

Los profesionales sanitarios también son vulnerables al agotamiento, la depresión y otros problemas de salud mental. Ser consciente de sus propias necesidades y poner en marcha estrategias de prevención son esenciales para mantener el equilibrio entre empatía y profesionalidad. Por último, ser un cuidador empático y profesional requiere un trabajo constante sobre uno mismo, la reflexión sobre la propia práctica y la aplicación de estrategias para proteger la propia salud mental al tiempo que se ofrece una atención de calidad.

Capítulo 6

TRABAJAR COMO PARTE DE UN EQUIPO EN CUIDADOS POST-AGUDOS Y DE REHABILITACIÓN

La importancia de la comunicación entre los profesionales sanitarios.

La comunicación entre los profesionales sanitarios es uno de los pilares del sistema sanitario. Garantiza que los pacientes reciban la mejor atención global posible, favorece una mejor comprensión de las cuestiones médicas y reduce el riesgo de errores o malentendidos. Veamos por qué esta comunicación es tan fundamental.

Armonización de los cuidados :
El cuidado de un paciente requiere a menudo la participación de varios profesionales sanitarios: médicos, enfermeras, auxiliares de cuidados, fisioterapeutas, psicólogos, etc. Una comunicación fluida ayuda a armonizar los cuidados, garantizar su continuidad y evitar acciones contradictorias o redundantes.

Reducir los errores médicos:
La mala comunicación es una de las principales causas de los errores médicos. Mediante una comunicación regular y clara, los profesionales pueden mantenerse mutuamente informados sobre los tratamientos en curso, las alergias, el historial médico o cualquier otro elemento crucial para la seguridad del paciente.

Facilitar la transmisión de información :
El traspaso, las transmisiones escritas, las reuniones multidisciplinares... todos ellos son momentos clave en los que la comunicación desempeña un papel fundamental. Una información omitida o malinterpretada puede tener un gran impacto en la calidad de los cuidados.

Optimización del tiempo :
Una comunicación eficaz evita duplicaciones, exámenes innecesarios y acciones contradictorias. Permite organizar mejor los cuidados, optimizando el tiempo de todos.

Mejorar el bienestar en el trabajo :
Una buena comunicación refuerza la cohesión del equipo, reduce la tensión y previene los conflictos. Trabajar en un

entorno en el que uno se siente escuchado y en el que la información fluye libremente contribuye a mejorar el bienestar en el trabajo.

Adaptarse a los avances médicos :
La medicina evoluciona constantemente. Los protocolos cambian, aparecen nuevos tratamientos y las recomendaciones se actualizan con regularidad. Una comunicación eficaz permite que esta nueva información se difunda rápidamente, garantizando que los conocimientos de todos se mantengan al día.

Comprender las cuestiones psicosociales :
Un paciente no es sólo un diagnóstico o una lista de síntomas. Vienen con su propia historia, preocupaciones y miedos. Al comunicarse entre sí, los profesionales pueden comprender mejor estas cuestiones psicosociales, que son esenciales para una atención integral.

Facilitar la atención multidisciplinar :
Muchos pacientes requieren una atención multidisciplinar. La comunicación entre los distintos profesionales permite coordinar estos cuidados, armonizar los objetivos y garantizar la continuidad del seguimiento.

La comunicación entre los profesionales sanitarios es esencial para garantizar la seguridad, la eficacia y la calidad de la asistencia. Sin embargo, para que sea plenamente eficaz, requiere competencias, una formación adecuada y herramientas apropiadas.

Trabajar con médicos, fisioterapeutas y terapeutas ocupacionales y otros miembros del equipo.

La colaboración entre los distintos miembros del equipo médico es esencial para garantizar una atención integral y coordinada al paciente. Cada profesional aporta una experiencia única y complementaria, creando una sinergia que beneficia al paciente. Exploremos cómo funciona esta colaboración entre enfermeras, médicos, fisioterapeutas, terapeutas ocupacionales y otros miembros del equipo.

1. Con los médicos :
Las enfermeras trabajan en estrecha colaboración con los médicos. A menudo son los primeros en observar los cambios en el estado del paciente y, por lo tanto, pueden proporcionar información valiosa al médico. Juntos, discuten los planes de tratamiento, la medicación y las necesidades específicas del paciente. La enfermera también lleva a cabo las prescripciones del médico, al tiempo que actúa como enlace entre el paciente y el médico.

2. Con fisioterapeutas :
El papel del fisioterapeuta es trabajar la movilidad y la funcionalidad del paciente. La enfermera y el fisioterapeuta suelen trabajar juntos para identificar las necesidades de movilización, las posibles contraindicaciones para determinados movimientos y la mejor manera de apoyar la rehabilitación del paciente.

3. Con terapeutas ocupacionales :
El terapeuta ocupacional se centra en las actividades cotidianas y en la capacidad del paciente para funcionar de forma independiente. La enfermera puede trabajar con el terapeuta ocupacional para compartir observaciones sobre las capacidades del paciente, ayudar a adaptar el entorno del paciente para facilitar su independencia y apoyar las intervenciones del terapeuta ocupacional.

4. Con otros miembros del equipo :
Además de estos profesionales, el equipo también puede incluir psicólogos, dietistas y trabajadores sociales, entre otros. Las enfermeras desempeñan un papel fundamental en este equipo, ya que suelen estar en contacto directo y continuo con el paciente. Pueden proporcionar información

esencial a cada miembro del equipo y ayudar a coordinar los cuidados.

5. Comunicación :
La clave de esta colaboración es una comunicación abierta y regular. Puede adoptar la forma de reuniones de equipo, notas médicas, transmisiones orales o cualquier otro medio de compartir información esencial.

6. Formación continua :
La formación continua permite a los profesionales comprender las funciones y responsabilidades de cada uno. También puede ayudar a desarrollar las habilidades interprofesionales, fomentando una mejor colaboración.

7. Respeto mutuo :
Cada profesional aporta una experiencia única. Reconocer y valorar esta experiencia fomenta una colaboración sana y productiva. El respeto mutuo es la base de un equipo eficaz.

8. Objetivos comunes :
Aunque cada profesional tiene sus propias áreas de especialización, el objetivo final es siempre la salud y el bienestar del paciente. Tener presente este objetivo ayuda a superar cualquier desacuerdo o malentendido.

La colaboración entre los distintos miembros del equipo médico es esencial para proporcionar una atención integral y coordinada. Esto requiere comunicación, respeto mutuo y compromiso con los objetivos comunes.

Técnicas de coordinación y la planificación de los cuidados.

La coordinación y la planificación de los cuidados son cruciales para garantizar que los pacientes reciban una atención integral y eficaz. Permiten armonizar las intervenciones de cada profesional, responder adecuadamente a las necesidades del paciente y optimizar los recursos disponibles. Este enfoque requiere tanto experiencia clínica como capacidad de gestión.

1. Evaluación inicial :
Antes de cualquier planificación, es esencial realizar una evaluación completa del paciente. Ésta debe incluir aspectos médicos, psicosociales y funcionales. Esta evaluación permitirá identificar las necesidades prioritarias y los objetivos de los cuidados.

2. Elaboración de un plan de cuidados :
Basándose en la evaluación, se elabora un plan de cuidados. En él se detallan las intervenciones que deben llevarse a cabo, los profesionales implicados, los objetivos que deben alcanzarse y el calendario de ejecución. Este plan debe ser flexible para adaptarse a los cambios en el estado del paciente.

3. Comunicación :
La coordinación requiere una comunicación fluida entre los distintos actores implicados. Las reuniones multidisciplinares, las comunicaciones escritas y orales y las herramientas digitales son formas de garantizar una buena comunicación.

4. Seguimiento y reevaluación :
La situación del paciente debe reevaluarse periódicamente para ajustar el plan de cuidados en consecuencia. Estas reevaluaciones pueden programarse o realizarse en función de los cambios observados.

5. Implicar a los pacientes y a sus familias :
La coordinación de los cuidados es tanto más eficaz cuanto mayor es la participación de los pacientes y sus familias. Pueden proporcionar información esencial, participar en la toma de decisiones y contribuir a la aplicación del plan de cuidados.

6. Utilización de herramientas de coordinación :
Hay una serie de herramientas que pueden facilitar la coordinación, como los historiales médicos compartidos, los programas informáticos de programación, las

aplicaciones de seguimiento, etc. Estas herramientas centralizan la información, facilitan la comunicación y garantizan un seguimiento riguroso.

7. Formación continua :

Las técnicas de coordinación evolucionan con el tiempo, al igual que las necesidades de los pacientes y los recursos disponibles. Por ello, la formación periódica es esencial para mantenerse al día y optimizar sus prácticas.

8. Consideración de los recursos disponibles :

La planificación debe adaptarse a los recursos disponibles (personal, equipos, tiempo). Esto significa a veces dar prioridad a determinadas intervenciones o buscar soluciones alternativas.

9. Colaboración con estructuras externas :

En algunos casos, el paciente puede necesitar asistencia externa (hospital a domicilio, servicios sociales, etc.). La coordinación con estas estructuras es esencial para garantizar la continuidad de los cuidados.

10. Documentación :

Todas las intervenciones, evaluaciones y decisiones deben estar rigurosamente documentadas. Esto garantiza la trazabilidad de los cuidados, facilita la comunicación y ayuda a garantizar la calidad y la seguridad de las intervenciones.

La coordinación y la planificación de los cuidados son procesos dinámicos, centrados en el paciente, que requieren una estrecha colaboración entre los distintos profesionales y una adaptación constante a las necesidades y los recursos disponibles.

Capítulo 7

HERRAMIENTAS TECNOLÓGICAS EN EL SEGUIMIENTO Y LA REHABILITACIÓN

Desarrollos tecnológicos y su repercusión en la atención post-aguda y de rehabilitación.

Los avances tecnológicos han alterado profundamente el panorama de los cuidados posagudos y de rehabilitación. Estos avances han introducido nuevos métodos, herramientas y enfoques en el tratamiento y la atención a los pacientes, mejorando la eficacia de los cuidados y cambiando la forma de trabajar de los profesionales. Abordemos este impacto de forma fluida y coherente.

La revolución digital ha provocado una transformación sin precedentes en el sector médico. En el contexto de la atención posaguda y de rehabilitación, cabe destacar varios elementos clave de esta evolución tecnológica.

1. Telemedicina :
La telemedicina ha abierto la puerta a la consulta a distancia, permitiendo a los pacientes beneficiarse de la experiencia médica sin tener que desplazarse. Para los cuidados de seguimiento y rehabilitación, esto significa un mejor acceso a los especialistas, un seguimiento posthospitalario más fácil y una mejor continuidad de los cuidados, sobre todo para los pacientes que viven lejos o tienen movilidad reducida.

2. Robótica y dispositivos de asistencia :
Las innovaciones robóticas han dado lugar a la introducción de exoesqueletos, robots de movilización y otros dispositivos de asistencia. Estas herramientas, utilizadas en rehabilitación, apoyan y refuerzan los movimientos de los pacientes, acelerando su recuperación y optimizando su rehabilitación.

3. Realidad virtual y aumentada :
La realidad virtual y aumentada ofrece entornos estimulantes y controlados para la rehabilitación. Los

pacientes pueden, por ejemplo, practicar la marcha o el agarre en escenarios virtuales adaptados a sus necesidades, al tiempo que se benefician de una retroalimentación en tiempo real.

4. Sistemas de información médica :

Las historias clínicas electrónicas y las plataformas digitales de gestión de pacientes han permitido mejorar la trazabilidad, ampliar el acceso a la información y mejorar la coordinación entre profesionales. Estos sistemas contribuyen a una atención más personalizada y mejor informada.

5. Dispositivos de control remoto :

Gracias a los dispositivos conectados, ahora es posible controlar en tiempo real determinados parámetros de la salud del paciente, como la frecuencia cardiaca, la tensión arterial y los niveles de actividad. Esto permite ajustar los cuidados y las intervenciones en función de las necesidades reales y anticiparse a ciertas complicaciones.

6. Formación y simulación :

Las nuevas tecnologías también ofrecen oportunidades de formación. Los simuladores médicos, por ejemplo, permiten a los profesionales entrenarse y perfeccionar sus habilidades en condiciones cercanas a las reales, pero sin ningún riesgo para el paciente.

El impacto de estos avances tecnológicos en los cuidados postoperatorios y de rehabilitación es innegable. Ofrecen oportunidades para mejorar la calidad de los cuidados, optimizar la rehabilitación y facilitar la vida a los profesionales. Sin embargo, también plantean retos, sobre todo en términos de adaptación, formación y ética. Es esencial que estas innovaciones se integren de forma meditada, situando siempre al paciente en el centro del proceso.

Electrodomésticos y herramientas modernos centros de rehabilitación.

El mundo de la rehabilitación ha experimentado una notable evolución gracias a la introducción de modernos equipos y herramientas. Estas innovaciones han sido diseñadas para facilitar la recuperación, mejorar las capacidades funcionales y apoyar a los profesionales sanitarios en su misión. Echemos un vistazo más de cerca a algunos de estos aparatos y herramientas, que ahora son esenciales en los departamentos de Cuidados Continuados y Rehabilitación.

1. Exoesqueletos :
Estas estructuras robóticas se llevan sobre el cuerpo para asistir o amplificar el movimiento. Son especialmente útiles para reeducar a pacientes con debilidad muscular o problemas de movilidad.

2. Plataformas de realidad virtual :
Los programas de realidad virtual se utilizan para sumergir a los pacientes en un entorno estimulante, donde pueden practicar ejercicios específicos de rehabilitación, al tiempo que reciben información en tiempo real sobre su rendimiento.

3. Cintas de correr con soporte de peso corporal :
Estas cintas, provistas de un arnés, permiten a los pacientes caminar sin cargar con todo el peso de su cuerpo, lo que facilita la rehabilitación tras ciertas lesiones o intervenciones quirúrgicas.

4. Dispositivos de biorretroalimentación :
Estas herramientas proporcionan información visual o sonora sobre la actividad muscular u otras funciones corporales, ayudando a los pacientes a comprender y controlar mejor su propio cuerpo durante la rehabilitación.

5. Terapia láser :
Utilizada para tratar el dolor y la inflamación y acelerar la curación de los tejidos, la terapia láser es un

procedimiento no invasivo que a menudo complementa otros métodos de rehabilitación.

6. Mesas y equipos de tracción :

Estos dispositivos están diseñados para estirar determinadas partes del cuerpo, sobre todo la columna vertebral, con el fin de reducir el dolor y mejorar la movilidad.

7. Equipo de electroterapia :

Mediante impulsos eléctricos para estimular los músculos o aliviar el dolor, estos dispositivos se utilizan habitualmente para tratar diversos trastornos musculares y nerviosos.

8. Robots para la rehabilitación de extremidades :

Estos robots asisten o guían los movimientos de las extremidades superiores o inferiores, proporcionando una rehabilitación específica y a medida.

9. Bolas y rodillos terapéuticos :

Aunque sencillas, estas herramientas son esenciales para la fisioterapia, ya que ayudan a mejorar la flexibilidad, la fuerza y la coordinación.

10. Aplicaciones móviles y wearables :

Los relojes conectados, los sensores y las aplicaciones específicas pueden realizar un seguimiento de la actividad física, la postura, el sueño y otros parámetros, proporcionando información valiosa para el proceso de rehabilitación.

Estos modernos dispositivos y herramientas, combinados con enfoques terapéuticos de eficacia probada, permiten una atención más personalizada, eficaz y atractiva para los pacientes en Atención Continuada y Rehabilitación. A medida que la tecnología sigue evolucionando, es esencial que los profesionales se mantengan al corriente de las últimas innovaciones y de su potencial para maximizar los beneficios para sus pacientes.

Formación continua
y vigilancia tecnológica para enfermeras.

El mundo de la asistencia sanitaria cambia constantemente. Los avances tecnológicos, las nuevas investigaciones médicas y los cambios sociales están transformando la forma en que se prestan los cuidados. Ante esta dinámica, las enfermeras que trabajan en cuidados posagudos y de rehabilitación tienen el deber de seguir una formación continua y adoptar una postura de vigilancia tecnológica para mantenerse a la vanguardia de su profesión. Veamos este tema con más detalle.
Formación continua :

La formación continua es la piedra angular del desarrollo profesional de toda enfermera. Garantiza no sólo que los conocimientos se mantengan al día, sino también que se adquieran nuevas habilidades para satisfacer las demandas actuales de la profesión.

- **Formación especializada:** Dependiendo de las necesidades del departamento de cuidados postoperatorios y rehabilitación o de las aspiraciones profesionales, las enfermeras pueden elegir cursos de formación específicos, por ejemplo en tratamiento del dolor, cuidados paliativos o tratamiento de patologías concretas.
- **Talleres prácticos:** Estos talleres, a menudo organizados por instituciones médicas o empresas especializadas, ofrecen la oportunidad de aprender y dominar el uso de nuevos equipos o técnicas.
- **Seminarios y conferencias: brindan** la oportunidad de mantenerse al día de las tendencias actuales, escuchar a expertos en la materia y compartir experiencias con otros profesionales.
- **Formación en habilidades blandas:** Estas habilidades, como la comunicación, la gestión del estrés y el liderazgo, son esenciales para las

enfermeras que trabajan en equipo y con una gran variedad de pacientes.

Vigilancia tecnológica :
La vigilancia tecnológica es el arte de seguir, analizar y aprovechar las innovaciones tecnológicas susceptibles de repercutir en el sector sanitario.

- **Suscripción a revistas profesionales:** Estas revistas suelen ser las primeras en presentar artículos sobre nuevas tecnologías, métodos o estudios en el campo de la enfermería.
- **Participación en ferias y exposiciones médicas:** estos eventos muestran las últimas innovaciones, lo que permite a las enfermeras ver, tocar y a veces probar nuevas herramientas.
- **Redes profesionales:** Unirse a asociaciones o grupos profesionales en las redes sociales le permite debatir las últimas tendencias con sus colegas y obtener recomendaciones.
- **Formación en línea:** Muchas plataformas ofrecen cursos sobre los últimos avances tecnológicos en sanidad, a los que se puede acceder en cualquier momento.
- **Asociaciones con proveedores:** Algunos proveedores ofrecen cursos de formación para apoyar la adopción de nuevas tecnologías en los centros asistenciales.

Es crucial que las enfermeras que trabajan en cuidados de seguimiento y rehabilitación adopten un enfoque proactivo de la formación continua y la vigilancia tecnológica. Este compromiso no sólo garantiza una atención óptima al paciente, sino que también refuerza la posición profesional de la enfermera en un entorno médico en constante cambio.

Capítulo 8

ASPECTOS ÉTICOS Y JURÍDICOS

Los derechos de los pacientes en los cuidados de seguimiento y rehabilitación.

En un establecimiento de Atención Continuada y Rehabilitación (RCC), como en cualquier otro entorno médico, los derechos de los pacientes son primordiales. Garantizan que cada persona sea tratada con dignidad y respeto y que reciba una atención adecuada a su estado. Veamos más de cerca estos derechos fundamentales en el contexto de la atención continuada y la rehabilitación.

1. Derecho a la información :
Todo paciente tiene derecho a ser informado sobre su enfermedad, el tratamiento que se le ofrece, sus beneficios, riesgos y alternativas. Esta información, facilitada de forma clara y adecuada, permite a los pacientes participar activamente en la toma de decisiones sobre su tratamiento.

2. Consentimiento libre e informado :
No se puede llevar a cabo ningún procedimiento médico sin el consentimiento del paciente. El consentimiento debe ser libre, informado y dado explícitamente, salvo en caso de urgencia cuando el paciente no pueda expresar sus deseos.

3. Privacidad y confidencialidad :
Toda la información relativa al paciente debe permanecer confidencial. El personal de cuidados continuados y rehabilitación debe respetar esta confidencialidad, así como el derecho del paciente a la intimidad durante el tratamiento.

4. Calidad de la atención y seguridad :
Todo paciente en seguimiento y rehabilitación tiene derecho a recibir una atención de calidad en un entorno seguro. Esto incluye el cumplimiento de los protocolos médicos, el uso de equipos adecuados y la garantía de un entorno limpio y seguro.

5. Derecho a rechazar o retirar el tratamiento :
Los pacientes pueden rechazar el tratamiento o solicitar que se interrumpa en cualquier momento, aunque ello pueda tener consecuencias para su salud. Deben ser informados de las repercusiones de tal decisión.

6. Acceso a los historiales médicos :
Todos los pacientes tienen derecho a acceder a su historial médico. Esto les permite comprender su trayectoria asistencial, consultar los informes médicos y desempeñar un papel activo en su atención.

7. El derecho al alivio del dolor :
Reconocer y tratar el dolor es fundamental. Los pacientes tienen derecho a que se evalúe su dolor, se tenga en cuenta y se trate adecuadamente.

8. Derecho a ser acompañado y apoyado :
En los cuidados de seguimiento y rehabilitación, dada la naturaleza prolongada y compleja de los cuidados, el apoyo de los familiares es esencial. Por lo tanto, los pacientes tienen derecho a estar acompañados por sus seres queridos, respetando la organización de los cuidados.

9. Expresión de quejas y reclamaciones :
Si los pacientes consideran que no se han respetado sus derechos o que no están satisfechos con la atención recibida, tienen derecho a expresar sus quejas y demandas al establecimiento, que está obligado a atenderlas.

10. Respeto al final de la vida :
En caso de enfermedad grave, progresiva e incurable, todo paciente tiene derechos específicos relacionados con el final de la vida, sobre todo en lo que respecta a las voluntades anticipadas y la sedación profunda.

El conocimiento y el respeto de estos derechos por parte de todos los implicados, incluidas las enfermeras, son esenciales para garantizar unos cuidados humanos, éticos y de alta calidad en el seguimiento y la rehabilitación. Es deber de todo profesional estar informado y velar por que estos derechos se pongan siempre de manifiesto en su práctica diaria.

Consideraciones éticas
sobre la rehabilitación y el final de la vida.

La rehabilitación, al igual que el final de la vida, se refiere a periodos delicados de la existencia humana en los que los individuos se enfrentan a profundos retos, elecciones y preguntas. Los cuidados de seguimiento y rehabilitación (Soins de Suite et de Réadaptation) tienen la misión de apoyar a los pacientes en estos momentos cruciales, pero también generan importantes reflexiones éticas.

Rehabilitación: entre la esperanza y la realidad
- **Libertad de elección frente a bienestar óptimo:** ¿Cómo podemos equilibrar los deseos del paciente (que puede querer abandonar la rehabilitación) con la necesidad médica de continuar la rehabilitación para garantizar el bienestar a largo plazo?
- **Dignidad y autonomía:** Todo paciente desea recuperar su autonomía, pero ¿hasta dónde debe llegar la rehabilitación para preservar esta dignidad?
- **Tecnología y humanidad:** Aunque la tecnología ofrece cada vez más posibilidades para la rehabilitación, ¿cómo podemos garantizar que la dimensión humana siga estando en el centro del proceso?

El final de la vida: un gran desafío ético
- **Calidad de vida frente a prolongación de la vida:** cuando la medicina puede prolongar la vida, pero no necesariamente su calidad, ¿qué decisión debe tomarse? ¿Y quién debe tomarla: el paciente, la familia, los cuidadores?

- **Directivas anticipadas:** Están diseñadas para respetar los deseos de los pacientes en relación con el final de sus vidas. Sin embargo, ¿cómo deben interpretarse cuando parecen ir en contra de lo que es médicamente posible u óptimo?
- **Apoyo emocional:** ¿Cómo puede proporcionar un apoyo emocional adecuado a los pacientes y sus familias, preservando al mismo tiempo su propia salud mental como profesional sanitario?
- **La decisión de interrumpir el tratamiento :** ¿Cuándo es ético decidir interrumpir el tratamiento? ¿Qué papel desempeña la opinión del paciente, de la familia y de los médicos?

En el centro de estas consideraciones éticas se encuentran valores universales como la dignidad, el respeto, la autonomía y la benevolencia. Debido a su papel en la prestación de cuidados, rehabilitación y apoyo, los profesionales de los cuidados posagudos y de rehabilitación se enfrentan a diario a estos dilemas. Es esencial que los profesionales sanitarios dediquen tiempo a la reflexión, la formación y el intercambio para sortear estos retos éticos con sabiduría, compasión e integridad. La clave está en escuchar atenta y respetuosamente al paciente y comunicarse con transparencia con todos los implicados.

Importancia de la documentación y confidencialidad.

La documentación y la confidencialidad son dos pilares esenciales en el ámbito médico y, más concretamente, en el de la Atención Continuada y la Rehabilitación (RCC). Constituyen la base sobre la que se construye la relación de confianza entre el paciente y el equipo médico. Exploremos esta dualidad en profundidad.

Documentación: en el corazón de la asistencia
- **Trazabilidad de los cuidados:** La documentación garantiza la trazabilidad completa de todos los cuidados e intervenciones realizados. Esto ayuda a garantizar la continuidad de los cuidados, especialmente en un contexto multidisciplinar como el de los cuidados de seguimiento y rehabilitación, en los que intervienen varios profesionales.
- **Comunicación entre profesionales:** Una documentación rigurosa facilita el intercambio de información entre los distintos miembros del equipo asistencial. Proporciona una visión general de la situación del paciente, garantizando una atención armonizada.
- **Seguimiento y evaluación:** La documentación se utiliza para evaluar los progresos del paciente, ajustar los planes de cuidados en consecuencia y medir la eficacia de las intervenciones.
- **Responsabilidad legal: En caso de** litigio, la documentación sirve como prueba de los cuidados prestados y las decisiones tomadas.

Confidencialidad: una promesa de integridad
- **Respeto de los derechos de los pacientes:** Todo paciente tiene derecho a la intimidad. La confidencialidad garantiza que la información personal y médica no se divulgará sin el consentimiento del paciente.
- **Crear un espacio de confianza:** Saber que su información se trata de forma confidencial anima a los pacientes a ser más abiertos y honestos sobre su enfermedad, lo que les facilita recibir atención.
- **Ética profesional:** La confidencialidad es el núcleo de la ética médica. Define los cuidados de seguimiento y rehabilitación como un entorno seguro en el que prima el respeto al paciente.

- **Protección contra el abuso:** En nuestra era digital, la confidencialidad también ofrece protección contra posibles abusos, como la usurpación de identidad o la explotación de los datos con fines no autorizados.

Por lo tanto, la documentación y la confidencialidad están íntimamente ligadas. Una documentación precisa y completa es inútil si no se trata con la más estricta confidencialidad. Y a la inversa, el respeto de la confidencialidad se ve comprometido si la documentación no se mantiene rigurosamente. Los profesionales sanitarios, y en particular los enfermeros de los cuidados de seguimiento y rehabilitación, tienen un importante papel que desempeñar para que estos dos elementos se respeten siempre, garantizando así una atención óptima y ética al paciente.

Capítulo 9

CARACTERÍSTICAS ESPECIALES POBLACIONES EN SEGUIMIENTO Y REHABILITACIÓN

Niños en seguimiento y rehabilitación : particularidades y desafíos.

Los niños en seguimiento y rehabilitación constituyen un grupo especial, con necesidades y retos específicos. Los cuidados pediátricos de seguimiento y rehabilitación, ya estén dedicados exclusivamente a los niños o los acojan como parte de una estructura más amplia, se enfrentan a una serie de particularidades y retos específicos de esta población.

Las particularidades de los niños en seguimiento y rehabilitación

- **Fisiología cambiante:** El cuerpo de los niños está en constante crecimiento y desarrollo. Esto significa que su rehabilitación debe tener en cuenta estos cambios fisiológicos si se quiere que sea eficaz.
- **Patologías específicas:** Ciertos trastornos o enfermedades son exclusivos de la pediatría y, por lo tanto, requieren conocimientos específicos para garantizar que se tratan adecuadamente.
- **Impacto psicológico:** Los niños aún se están desarrollando cognitiva y emocionalmente. El trauma o la enfermedad pueden tener un profundo impacto en su bienestar psicológico, su autoimagen y su relación con el mundo.
- **El papel de la familia:** Para los niños, la familia desempeña un papel clave en el proceso de rehabilitación. Su implicación, apoyo y formación son esenciales.

Retos específicos de la atención pediátrica de seguimiento y rehabilitación

- **Comunicación adecuada: Debe** ser capaz de comunicarse con los niños a su nivel, utilizando un lenguaje claro y tranquilizador. La educación terapéutica debe adaptarse a su edad y comprensión.

- **Participación activa del niño:** Implicar al niño en el proceso de rehabilitación es un reto, pero también es la clave de su éxito. Los juegos terapéuticos y el carácter lúdico de los cuidados pueden contribuir a hacer más atractivo este proceso.
- **Apoyo emocional: Es** posible que los niños no comprendan del todo lo que les está ocurriendo o que estén asustados. Proporcionar el apoyo emocional adecuado, a veces a través de profesionales como psicólogos especializados, es crucial.
- **Coordinación con el sistema educativo:** Junto a los cuidados, a menudo es necesario coordinar la rehabilitación con la escolarización del niño, ya sea para mantener el nivel académico o para preparar la vuelta a la escuela.
- **Formación de los padres: A** menudo es necesario formar a los padres o tutores para que participen activamente en el cuidado de su hijo, sobre todo en el caso de los cuidados de seguimiento y rehabilitación, en los que a menudo la rehabilitación continúa en casa.

Por lo tanto, el enfoque de los cuidados pediátricos de seguimiento y rehabilitación debe ser integral y tener en cuenta todas las necesidades específicas del niño, tanto físicas como psicológicas. Requiere una estrecha colaboración entre los distintos profesionales sanitarios, el propio niño y su familia, para garantizar una atención óptima y la vuelta a una vida normal.

Seguimiento geriátrico y cuidados de rehabilitación : satisfacer las necesidades los ancianos.

Los cuidados geriátricos de seguimiento y rehabilitación se centran en el cuidado de los ancianos, una población con necesidades y problemas distintos. Los retos de la geriatría son numerosos y requieren un enfoque holístico y adaptado.

Particularidades de los pacientes ancianos en los cuidados de seguimiento y rehabilitación
- **Polipatología:** Las personas mayores presentan a menudo varias patologías simultáneas, lo que requiere una atención médica compleja y una cuidadosa coordinación entre varios especialistas.
- **Vulnerabilidad física:** Con la edad, el cuerpo pierde su robustez. Los huesos son más frágiles, la piel más fina y el sistema inmunológico suele debilitarse, lo que hace que la rehabilitación sea más delicada.
- **Aspectos cognitivos:** Los trastornos cognitivos, como la demencia o la enfermedad de Alzheimer, pueden ser frecuentes y requieren un enfoque específico durante la rehabilitación.
- **Psicosociales:** La soledad, la depresión o los sentimientos de dependencia pueden afectar al estado de ánimo y la motivación del paciente, influyendo así en el proceso de rehabilitación.

Retos y respuestas en la atención geriátrica de seguimiento y rehabilitación
- **Cuidados individualizados:** Cada anciano es único. Los cuidados deben adaptarse no sólo a la patología del individuo, sino también a su historia vital, sus hábitos y sus deseos.

- **Interdisciplinariedad:** El enfoque debe ser multidisciplinar, con la participación de médicos, enfermeras, fisioterapeutas, terapeutas ocupacionales, psicólogos y otros especialistas para satisfacer las diversas necesidades del paciente.
- **El entorno:** Es esencial crear un entorno seguro, tranquilizador y estimulante. La adaptación del entorno físico y la presencia de personal formado en geriatría son elementos clave.
- **Participación activa del paciente:** A pesar de su edad, las personas mayores deben desempeñar un papel activo en su rehabilitación. Esto puede significar superar reticencias, miedos o prejuicios.
- **Apoyo familiar:** La familia y los amigos desempeñan un papel importante en el proceso de rehabilitación. Pueden ser una fuente de apoyo emocional, pero también deben estar capacitados para apoyar al paciente en el día a día.
- **Transición al hogar:** El regreso al hogar es a menudo el objetivo en los cuidados geriátricos de seguimiento y rehabilitación. El objetivo es preparar este regreso, adaptar el hogar si es necesario y asegurarse de que el paciente y su familia disponen de las herramientas y habilidades necesarias.

La atención geriátrica de seguimiento y rehabilitación es, por tanto, una respuesta adecuada a las complejas necesidades de las personas mayores. Ofrece una atención integral y centrada en la persona, con el objetivo de mejorar la calidad de vida, mantener o recuperar la independencia y prevenir las complicaciones relacionadas con la edad. En este contexto, la dimensión humana de la atención, la escucha y el cuidado son esenciales si queremos responder eficazmente a los retos de la geriatría moderna.

Rehabilitación de pacientes enfermedades neurodegenerativas o traumatismos.

La rehabilitación de pacientes que padecen enfermedades neurodegenerativas o traumatismos es un reto médico y humano de primer orden. El objetivo es restaurar, mantener u optimizar el nivel de autonomía y calidad de vida de estos pacientes, a pesar de las graves consecuencias físicas y cognitivas asociadas a su enfermedad.

Enfermedades neurodegenerativas: una batalla contra el tiempo

Las enfermedades neurodegenerativas, como el Alzheimer, el Parkinson y la esclerosis múltiple, se caracterizan por el deterioro progresivo de las neuronas. Afectan a la movilidad, la capacidad cognitiva, el habla y muchas otras funciones vitales.

- **Rehabilitación motora: Los** ejercicios específicos, a menudo realizados por fisioterapeutas, tienen como objetivo ralentizar la progresión de los trastornos motores, mejorar el equilibrio y reducir el riesgo de caídas.
- **Estimulación cognitiva: Los** talleres de estimulación cognitiva, realizados en colaboración con neuropsicólogos, tienen como objetivo preservar la capacidad mental del paciente el mayor tiempo posible.
- **Apoyo psicológico:** Ante la pérdida progresiva de sus capacidades, muchos pacientes se sienten ansiosos, deprimidos o frustrados. El apoyo psicológico suele ser necesario.

Traumatismo cerebral: el reto de la reconstrucción
Los traumatismos, ya sean causados por un derrame cerebral, un traumatismo craneoencefálico o un tumor, pueden provocar diversas secuelas.

- **Terapia intensiva:** Inmediatamente después de un traumatismo, suele ser necesario un tratamiento intensivo para estabilizar el estado del paciente y prevenir posibles complicaciones.
- **Rehabilitación motora:** Dependiendo de la zona del cerebro afectada, los pacientes pueden necesitar rehabilitación para recuperar sus habilidades motoras.
- **Rehabilitación de las funciones cognitivas: Los** traumatismos cerebrales pueden repercutir en la memoria, la atención, el lenguaje, etc. Se ponen en marcha terapias específicas para ayudar a los pacientes a recuperar o compensar estas funciones.
- **Apoyo emocional: Las** consecuencias psicológicas de una lesión cerebral son profundas. Los pacientes a menudo tienen que renunciar a ciertas habilidades y volver a aprender a vivir con sus nuevas limitaciones.

En ambos casos, los cuidados de seguimiento y rehabilitación son fundamentales. Ofrece un enfoque holístico e individualizado, adaptado a las necesidades específicas de cada paciente. La colaboración entre los distintos profesionales sanitarios (médicos, enfermeras, fisioterapeutas, terapeutas ocupacionales, neuropsicólogos, etc.) es esencial para proporcionar una atención integral. La rehabilitación es un viaje complejo, hecho de progresos, mesetas y a veces regresiones, pero con el objetivo constante del bienestar y la autonomía del paciente.

Capítulo 10

PREVENCIÓN Y EDUCACIÓN TERAPÉUTICA

La importancia de prevención de complicaciones.

La prevención de complicaciones en los cuidados de seguimiento y rehabilitación es de vital importancia. En este contexto de rehabilitación, los pacientes se encuentran a menudo en fase de convalecencia o en una situación vulnerable debido a una enfermedad crónica o a un acontecimiento traumático. La aparición de complicaciones puede comprometer seriamente el proceso de recuperación, alargando la duración de la estancia, reduciendo la calidad de vida y, en algunos casos, amenazando el pronóstico.
La prevención se centra en varias áreas clave:

1. Seguimiento continuo :
Los equipos médicos y asistenciales llevan a cabo un seguimiento riguroso para detectar rápidamente cualquier signo de deterioro del estado del paciente. Esto puede implicar revisiones periódicas, toma de constantes vitales y pruebas adecuadas.

2. Higiene y prevención de infecciones :
Las infecciones hospitalarias son una de las principales preocupaciones en los hospitales. El cumplimiento estricto de los protocolos de higiene, la formación del personal y la educación de pacientes y familiares son esenciales para limitar los riesgos.

3. Prevención de úlceras por presión :
Los pacientes encamados o con movilidad reducida corren el riesgo de desarrollar úlceras por presión. Se presta especial atención al cambio de posición, al uso de colchones adecuados y al cuidado de la piel.

4. Nutrición adecuada :
Una dieta equilibrada adaptada a las necesidades del paciente es esencial para reforzar el sistema inmunitario, favorecer la recuperación y prevenir complicaciones como la malnutrición.

5. Movilización temprana :
Dependiendo de la situación, puede ser beneficioso movilizar al paciente lo antes posible para prevenir complicaciones musculares o articulares y estimular la circulación sanguínea.

6. Prevención de caídas :
Las caídas pueden provocar fracturas y otras lesiones. Por ello es crucial evaluar el riesgo, adaptar el entorno y educar al paciente y a su familia.

7. Educación terapéutica :
Informar a los pacientes sobre su enfermedad, el tratamiento y las precauciones que deben tomar les permite participar activamente en su recuperación y evita ciertas complicaciones.

8. Coordinación de los cuidados :
Un enfoque multidisciplinar es uno de los principales puntos fuertes de nuestra atención de seguimiento y rehabilitación. La comunicación entre los distintos profesionales (médicos, enfermeras, fisioterapeutas, terapeutas ocupacionales, etc.) garantiza una atención integral y adecuada.

Además de las complicaciones fisiológicas, también es importante prever y prevenir las complicaciones psicológicas como los sentimientos de aislamiento, depresión y ansiedad. El tratamiento en los cuidados de seguimiento y rehabilitación debe ser integral, teniendo en cuenta tanto las necesidades físicas como psicológicas del paciente.

Prevenir las complicaciones en los cuidados de seguimiento y rehabilitación no es sólo una necesidad médica, sino también un planteamiento ético destinado a ofrecer a los pacientes la mejor calidad de cuidados posible, el respeto a su dignidad y el mejor pronóstico de recuperación.

Educación terapéutica del paciente : un papel clave para las enfermeras.

La educación terapéutica del paciente (EPT) es una piedra angular de la atención médica moderna. Su objetivo es capacitar a los pacientes para que tomen las riendas de su propia salud, dándoles las herramientas que necesitan para comprender su enfermedad y su tratamiento, adaptar su comportamiento y hacer frente a situaciones difíciles. Las enfermeras desempeñan un papel fundamental en este proceso.

La enfermera: educadora a la escucha
Las enfermeras son a menudo el profesional sanitario más cercano al paciente. Están presentes a diario, proporcionando cuidados, escuchando y respondiendo a las preocupaciones. Esta proximidad convierte a las enfermeras en las educadoras ideales para establecer un clima de confianza con los pacientes.

Transmitir los conocimientos adecuados
Las enfermeras proporcionan información clara y accesible sobre la enfermedad, los tratamientos y sus efectos secundarios, así como sobre la posible evolución de la patología. De este modo, ayudan a los pacientes a deconstruir ideas preconcebidas y a construir un cuerpo sólido de conocimientos adaptados a su situación específica.
Desarrollar habilidades
Además de impartir conocimientos, la ETP pretende desarrollar habilidades prácticas. Por ejemplo, las enfermeras pueden enseñar a los pacientes a tomar su medicación correctamente, a reconocer y gestionar los síntomas y a adaptar su dieta o su actividad física.

Fomentar la autonomía del paciente

El objetivo último de la EVE es capacitar a los pacientes para gestionar su enfermedad de forma independiente. Gracias a las intervenciones de la enfermera, los pacientes aprenden a tomar decisiones informadas sobre su salud, a anticipar y gestionar las crisis y a adaptarse a los cambios de su estado.

Trabajo en equipo

Aunque las enfermeras desempeñan un papel central en la EVE, nunca trabajan solas. Colaboran estrechamente con médicos, fisioterapeutas, terapeutas ocupacionales, psicólogos y otros profesionales para ofrecer una educación coherente e integral.

Adaptarse a cada paciente

Cada paciente es único, con su propia historia, cultura, creencias, miedos y esperanzas. Las enfermeras deben ser empáticas, saber escuchar y ser lo bastante flexibles para adaptar su enfoque y sus métodos a cada individuo.

Un compromiso a largo plazo

La educación terapéutica no es un acontecimiento puntual, sino un proceso continuo. Las necesidades y preguntas de los pacientes evolucionan con el tiempo, al igual que los avances médicos y científicos. La presencia regular de la enfermera con el paciente garantiza que la ETV se actualice y refuerce a lo largo de los cuidados del paciente.

Las enfermeras son mucho más que simples proveedoras de cuidados. Son el verdadero socio del paciente, guiándole en la comprensión y el manejo de su enfermedad. La educación terapéutica, con sus dimensiones informativa, formativa y relacional, magnifica el papel de la enfermera como actor esencial en el cuidado global del paciente.

Técnicas y métodos de enseñanza adaptados al paciente.

La eficacia de la educación terapéutica depende en gran medida de la capacidad del profesional sanitario para adaptar sus métodos y técnicas de enseñanza a cada paciente. El público destinatario en un contexto médico suele ser heterogéneo, con distintos niveles educativos, antecedentes culturales, edades y capacidades cognitivas. He aquí algunas técnicas y métodos que pueden utilizarse para una educación terapéutica adaptada:

1. Evaluación inicial de necesidades y competencias :
Antes de comenzar cualquier enseñanza, es esencial evaluar los conocimientos previos, las creencias, las habilidades y las necesidades del paciente. Esto permite adaptar la enseñanza a cada individuo.

2. Utilización de un lenguaje sencillo y claro :
Evite la jerga médica y explique los conceptos de forma que todos puedan entenderlos.

3. Métodos de aprendizaje activo :
Implique al paciente en el proceso de aprendizaje. Esto puede hacerse mediante debates, juegos de rol, representaciones, talleres prácticos, etc.

4. Ayudas visuales :
Los diagramas, infografías, vídeos y demostraciones pueden ayudar a hacer más tangible la información, especialmente para aquellos que aprenden mejor visualmente.

5. **Enseñanza paso a paso :**
Divida la información en segmentos o etapas fáciles de digerir. Esto facilita su asimilación y le permite desarrollar sus habilidades gradualmente.

6. Retroalimentación constructiva :
Ofrezca a los pacientes información periódica sobre sus habilidades y progresos. Esto fomenta la confianza y motiva a seguir aprendiendo.

7. Repetición y refuerzo :
Repase regularmente la información y las habilidades clave para asegurarse de que están firmemente memorizadas.

8. Aprendizaje entre iguales :
Anime a los pacientes a compartir sus experiencias y consejos. A menudo pueden proporcionar un apoyo y una visión únicos.

9. Uso de la tecnología :
Las plataformas en línea, las aplicaciones móviles y los juegos educativos pueden ser herramientas inestimables para complementar y reforzar la enseñanza.

10. Adaptación cultural :
Asegúrese de que la enseñanza se adapta a las creencias, valores y antecedentes culturales de los pacientes. Esto puede requerir una formación específica o la colaboración con mediadores culturales.

11. Métodos de relajación y concentración :
Técnicas como la meditación, la respiración profunda o la relajación muscular progresiva pueden ayudar a algunos pacientes a concentrarse e integrar la información.

12. Evaluación continua :
Establezca evaluaciones periódicas para medir los progresos, identificar las áreas de mejora y ajustar las técnicas de enseñanza en consecuencia.

La enseñanza centrada en el paciente es tanto un arte como una ciencia. Requiere escucha, paciencia, flexibilidad y una voluntad constante de innovar para satisfacer las necesidades únicas de cada individuo. El objetivo es siempre capacitar a los pacientes para que comprendan, gestionen y tomen decisiones informadas sobre su salud.

Capítulo 11

LA SALUD MENTAL EN LOS CUIDADOS DE SEGUIMIENTO Y REHABILITACIÓN

Reconocer y gestionar los problemas salud mental en pacientes de rehabilitación.

La rehabilitación es un proceso complejo que no se limita a la dimensión física del paciente. La salud mental desempeña un papel crucial en el proceso de recuperación. Los pacientes en rehabilitación pueden enfrentarse a retos emocionales y psicológicos considerables, que es esencial reconocer y gestionar para optimizar sus posibilidades de éxito.

Reconocimiento de los problemas de salud mental :
- **Síntomas depresivos:** Pueden incluir tristeza, pérdida de interés por las actividades, sentimientos de inutilidad, trastornos del sueño o del apetito e incluso pensamientos suicidas.
- **Ansiedad: La** preocupación excesiva, las palpitaciones, los temblores, la sudoración excesiva o la evitación de ciertas situaciones son signos comunes.
- **Trastorno por estrés postraumático (TEPT):** Los pacientes que han sufrido un trauma, ya sea al inicio de su necesidad de rehabilitación o con anterioridad, pueden experimentar escenas retrospectivas, pesadillas o hipervigilancia.
- **Deterioro cognitivo:** Pueden producirse problemas de memoria, concentración o toma de decisiones, a menudo como consecuencia de un traumatismo cerebral u otras afecciones neurológicas.
- **Negación o minimización:** Algunos pacientes pueden negarse a aceptar la realidad de su enfermedad o minimizar su impacto.

Gestión de los problemas de salud mental :

- **Evaluación periódica: El** uso de herramientas de evaluación estandarizadas y listas de comprobación puede ayudar a identificar rápidamente los signos y síntomas de malestar psicológico.
- **Terapia individual:** Proporcionar un espacio seguro para que los pacientes hablen de sus sentimientos y preocupaciones con un profesional formado.
- **Grupos de apoyo: Los** grupos de apoyo permiten a los pacientes compartir sus experiencias, aprender de los demás y sentirse menos aislados.
- **Intervenciones farmacológicas:** Algunos pacientes pueden beneficiarse de la medicación para tratar trastornos específicos como la depresión o la ansiedad.
- **Técnicas de relajación y gestión del estrés: la** meditación, la respiración profunda, la biorretroalimentación y la musicoterapia pueden ser herramientas útiles.
- **Educación:** Informar a los pacientes sobre los vínculos entre la salud física y mental, y la importancia de cuidar su bienestar emocional.
- **Colaboración:** Trabajar en estrecha colaboración con psiquiatras, psicólogos, trabajadores sociales y otros profesionales de la salud mental para garantizar una atención integral.
- **Planes de cuidados individualizados:** Cada paciente es único. Los planes de intervención deben adaptarse a las necesidades, preferencias y circunstancias específicas de cada individuo.
- **Fomente la actividad física: Se** ha demostrado que el ejercicio mejora el estado de ánimo y reduce la ansiedad.
- **Acceso a recursos externos:** Proporcione información sobre recursos comunitarios, líneas de ayuda o servicios de emergencia en caso de necesidad.

Reconocer y tratar los problemas de salud mental en los pacientes de rehabilitación es esencial para su bienestar general. Un enfoque holístico, que tenga en cuenta tanto la dimensión física como la psicológica, es la clave para una recuperación satisfactoria.

Trabajar con profesionales salud mental.

La colaboración con los profesionales de la salud mental es una dimensión fundamental de los cuidados de rehabilitación. El camino de un paciente hacia la recuperación no se limita a la curación física; también abarca el bienestar emocional y psicológico, que son igualmente cruciales para volver a tener una vida plena y satisfactoria.

En el contexto de los cuidados post-agudos y de rehabilitación, esta colaboración se vuelve esencial. Los pacientes pueden enfrentarse a retos emocionales considerables, ya sea por el dolor, la adaptación a una nueva realidad física o la superación de un trauma reciente. Los profesionales de la salud mental, como psiquiatras, psicólogos, psicoterapeutas y trabajadores sociales, aportan su experiencia específica para navegar por estas aguas a veces tumultuosas.

Pero para que esta colaboración sea realmente eficaz, es vital adoptar un enfoque integrado. Los equipos deben comunicarse abierta y regularmente, intercambiando información clave sobre el estado del paciente, los progresos realizados y los obstáculos encontrados. Las sesiones interdisciplinarias de intercambio de ideas pueden ser especialmente fructíferas, ya que permiten combinar perspectivas para elaborar planes de intervención individualizados y holísticos.

También es esencial crear un entorno en el que los pacientes se sientan cómodos hablando de sus preocupaciones emocionales y psicológicas, sabiendo que se les toma en serio y se les considera parte integrante de su viaje de recuperación. El enfoque debe ser de empatía, respeto y comprensión.

Por último, esta colaboración entre profesionales sanitarios y profesionales de la salud mental no se limita al periodo de hospitalización o rehabilitación. Para muchos pacientes, el apoyo a la salud mental es un proceso continuo, que requiere consultas regulares mucho después de haber sido dados de alta de la UCI. Garantizar una transición fluida entre los servicios de salud mental hospitalarios y ambulatorios es crucial para asegurar la continuidad de la atención.

En un mundo ideal, la línea que separa la salud física de la mental sería difusa, y cada dimensión se consideraría una faceta inseparable del bienestar general. La colaboración entre los profesionales de la salud y de la salud mental no sólo es beneficiosa, sino que es esencial si se quiere ofrecer a los pacientes la mejor vía de recuperación posible.

Estrategias de autocuidado para enfermeras que lidian con el estrés y las emociones intensas.

Trabajar en Atención Continuada y Rehabilitación (ACR) puede ser una experiencia especialmente intensa desde el punto de vista emocional para las enfermeras. Ante los retos diarios, el dolor y las esperanzas de los pacientes, así como las presiones inherentes al entorno médico, no se puede subestimar la importancia del autocuidado para las enfermeras. Adoptar estrategias de autocuidado no sólo ayuda a preservar la salud mental, sino también a proporcionar los mejores cuidados posibles a los pacientes.

El autocuidado empieza por el reconocimiento. Es vital que las enfermeras reconozcan y acepten que el estrés y las emociones intensas son parte integrante de su trabajo. Esta aceptación es el primer paso para gestionar activamente estas presiones.

La regulación emocional es una habilidad esencial. Implica aprender a identificar sus emociones, comprenderlas y expresarlas adecuadamente. Técnicas como la respiración profunda, la meditación o incluso tomarse un descanso durante el día pueden ayudar a reenfocar la mente.

Establecer límites claros entre la vida profesional y la personal es crucial. Aunque la dedicación a la profesión es loable, es esencial tomarse tiempo para uno mismo, para desconectar, recargar las pilas y dedicarse a actividades que proporcionen placer y relajación.

La supervisión y el debate entre compañeros ofrecen un espacio para compartir experiencias, frustraciones y éxitos. Hablar con colegas que comprenden los retos específicos de la profesión puede ofrecer un apoyo inestimable.

Una formación regular en gestión del estrés y habilidades emocionales puede proporcionar herramientas valiosas para hacer frente a los retos del trabajo. Dicha formación puede adoptar la forma de seminarios, talleres o incluso sesiones individuales con un profesional de la salud mental.

La actividad física regular es una forma excelente de aliviar el estrés. Ya sea yoga, correr, bailar o cualquier otra forma de ejercicio, el movimiento puede ayudar a aliviar el estrés acumulado y dejarle sintiéndose revitalizado.

La dieta y el sueño son dos pilares de la salud general. Una dieta equilibrada y un sueño de calidad son esenciales para hacer frente al estrés diario y garantizar un rendimiento óptimo en el trabajo.

Lograr un equilibrio entre la vida profesional y la personal también es fundamental. Es importante recordar que, al igual que los pacientes necesitan cuidados, los cuidadores también necesitan tiempo para sí mismos, tiempo con sus familias, tiempo de ocio o simplemente para descansar.

Por último, la **aceptación**. Es importante recordar que nadie es perfecto. Reconocer sus límites, aceptar que no puede controlarlo todo y buscar ayuda cuando la necesite son signos de fortaleza, no de debilidad.

La salud mental y emocional de las enfermeras es esencial para la calidad de los cuidados que prestan. Adoptar estrategias de autocuidado no es un lujo, sino una necesidad para estos dedicados profesionales.

Capítulo 12

LA DIMENSIÓN CULTURAL EN LOS CUIDADOS DE SEGUIMIENTO Y REHABILITACIÓN

Comprender y respetar
la diversidad cultural de los pacientes.

En el mundo cada vez más globalizado de hoy en día, las enfermeras que trabajan en cuidados postoperatorios y de rehabilitación a menudo tienen que atender a pacientes de diversos orígenes culturales. Comprender y respetar esta diversidad cultural no es sólo una cuestión de ética, sino también un elemento clave para proporcionar unos cuidados personalizados y de alta calidad.

La diversidad cultural no sólo tiene que ver con la nacionalidad o la lengua. También abarca las creencias religiosas, las tradiciones, los valores familiares, los hábitos alimentarios, las percepciones de la salud y la enfermedad y muchos otros aspectos. Estos elementos pueden influir en la forma en que un paciente percibe su enfermedad, su recuperación, sus expectativas de atención sanitaria e incluso la forma en que se comunica con los profesionales sanitarios.

La importancia de la formación intercultural es primordial. Se debe animar y formar a las enfermeras para que comprendan las diferentes culturas, no para que las categoricen, sino para que ofrezcan cuidados adaptados e individualizados. Esta formación puede ayudar a deconstruir estereotipos y evitar malentendidos.

La comunicación es clave. Es crucial escuchar activamente a los pacientes, hacer preguntas abiertas y fomentar el diálogo. Si las barreras lingüísticas son un obstáculo, considere la posibilidad de recurrir a intérpretes médicos para garantizar una comunicación clara.

La sensibilidad cultural implica ser consciente de los propios prejuicios y actitudes, y esforzarse por comprender el punto de vista del paciente. Por ejemplo, algunos pacientes pueden tener creencias espirituales o tradicionales sobre las causas de la enfermedad o los métodos de curación, y es crucial abordarlas con respeto y una mente abierta.

Es esencial tener en cuenta la **diversidad cultural en el plan de cuidados.** Esto puede significar ajustar las dietas a las preferencias culturales, comprender los rituales religiosos o espirituales en torno a la curación o adaptar los métodos de educación terapéutica para que sean culturalmente pertinentes.

La colaboración con la familia y la comunidad puede enriquecer la experiencia asistencial. En muchas culturas, la familia desempeña un papel central en el proceso de curación, e integrar esta dinámica puede mejorar la adherencia al tratamiento y el bienestar del paciente.

El respeto y la dignidad son universales. Sea cual sea la cultura del paciente, es fundamental tratarle con respeto y dignidad. Esto significa respetar la confidencialidad, pedir permiso antes de cualquier intervención y actuar siempre con empatía.

A fin de cuentas, abrazar la diversidad cultural tiene que ver con la humanidad y la inclusión. Reconoce que cada paciente es único, con su propia historia, creencias y valores. En el campo de los cuidados posagudos y de rehabilitación, donde la rehabilitación es un viaje complejo y profundamente personal, este reconocimiento es aún más crucial. Es abrazando la diversidad cultural como las enfermeras pueden ofrecer unos cuidados verdaderamente holísticos y centrados en el paciente.

Técnicas comunicación intercultural.

Las técnicas de comunicación intercultural son esenciales para las enfermeras y otros profesionales sanitarios. Les permiten comprender y responder eficazmente a las necesidades de los pacientes de distintos orígenes culturales. Adoptar una comunicación intercultural eficaz significa garantizar unos cuidados centrados en el paciente, al tiempo que se refuerza el vínculo terapéutico.

1. Autoconciencia: Antes de poder comprender a los demás, es crucial tomar conciencia de nuestros propios sesgos, prejuicios y valores. Reflexionar sobre nuestra propia cultura y cómo influye en nuestra percepción de los demás es el primer paso hacia una comunicación intercultural eficaz.

2. Escucha activa: Escuchar activamente significa prestar toda la atención a lo que dice la otra persona, sin interrupciones. Ayuda a identificar las necesidades específicas del paciente y a reconocer cualquier malentendido.

3. Paciencia: Comunicarse con pacientes de culturas diferentes puede llevar más tiempo, sobre todo si existe una barrera lingüística. Es importante tener paciencia y no precipitar la conversación.

4. El uso de intérpretes : En situaciones en las que el idioma supone una barrera, es esencial el uso de un intérprete médico formado. El intérprete no sólo traduce las palabras, sino también los matices culturales.

5. Formule preguntas abiertas: Estas preguntas fomentan el diálogo y le permiten obtener información más detallada. También pueden ayudar a aclarar puntos de ambigüedad.

6. Evite la jerga médica: Es preferible utilizar un lenguaje sencillo y claro, evitando en la medida de lo posible la jerga técnica que pueda no entenderse.

7. Observe el lenguaje no verbal: La comunicación no verbal, como los gestos, las expresiones faciales y la postura, desempeña un papel fundamental en la comprensión intercultural. Ciertas expresiones o gestos pueden tener significados diferentes en las distintas culturas.

8. Respetar las creencias y prácticas culturales: Esto puede referirse a diversos aspectos, como las preferencias alimentarias, las prácticas religiosas o las creencias sobre la salud y la enfermedad.

9. Proporcione ayudas visuales : Las imágenes, los diagramas y otras ayudas visuales pueden facilitar la comprensión, especialmente cuando existe una barrera lingüística.

10. Información y formación: Participar en cursos de formación sobre comunicación intercultural y mantenerse al día de las culturas presentes en la comunidad atendida puede mejorar mucho las interacciones con los pacientes.

11. Establezca la confianza: Esto es fundamental para el éxito de la comunicación. Escuchar con respeto, mostrar empatía y garantizar la confidencialidad son formas de establecer y mantener esta confianza.

En última instancia, la comunicación intercultural requiere un enfoque centrado en el paciente y basado en el respeto, la empatía y la voluntad de comprender. Si adoptan estas técnicas y las integran en su práctica diaria, las enfermeras y otros profesionales sanitarios podrán garantizar una atención de calidad a todos sus pacientes, sea cual sea su origen cultural.

Ética y sensibilidad cultural en cuidado.

La ética y la sensibilidad cultural son pilares fundamentales de la práctica enfermera. Integrarlos en los cuidados garantiza que cada paciente reciba una atención respetuosa, comprensiva e individualizada. En un contexto de globalización y de poblaciones cada vez más diversas, la capacidad de adaptar la práctica clínica a las necesidades culturales de los pacientes es esencial.

Ética en los cuidados :
La ética se refiere a los principios morales que guían nuestra conducta. En el mundo médico, su objetivo es garantizar el bienestar y el respeto de los pacientes.

- **Autonomía:** Todo paciente tiene derecho a tomar decisiones sobre su propia atención, tras haber sido debidamente informado. Esto significa respetar las elecciones y los valores individuales.
- **Beneficencia:** El objetivo de la asistencia es proporcionar un beneficio al paciente, minimizando al mismo tiempo los riesgos y daños potenciales.
- **No maleficencia:** "No hacer daño" es un principio cardinal. Los profesionales sanitarios deben esforzarse por evitar intervenciones innecesarias o potencialmente perjudiciales.
- **Justicia:** Los cuidados deben administrarse de forma equitativa, garantizando el acceso al tratamiento y a los recursos necesarios para todos.

Sensibilidad cultural en los cuidados :
La sensibilidad cultural se refiere a la capacidad de reconocer y respetar las diferencias culturales y de integrarlas en los cuidados.

- **Reconocimiento:** Comprender que cada individuo es producto de su propio contexto cultural, con sus propias creencias, valores y prácticas.
- **Curiosidad:** Averiguar más sobre las tradiciones, costumbres y creencias de los pacientes para poder satisfacer mejor sus necesidades.
- **Respeto:** Acercarse a cada paciente sin juzgarlo, valorando su experiencia y su cultura.
- **Adaptabilidad:** Ajustar la atención a las necesidades culturales del paciente, ya sea en términos de preferencias dietéticas, prácticas religiosas o creencias sanitarias.

- **Formación continua:** Participe regularmente en cursos de formación sobre sensibilidad cultural para mantenerse informado y competente.

La intersección de la ética y la sensibilidad cultural :
Cuando la ética se encuentra con la cultura, pueden surgir dilemas. Por ejemplo, ¿cómo gestionar una situación en la que las creencias culturales de un paciente entran en conflicto con las recomendaciones médicas? En estas situaciones, la comunicación es clave. Es esencial establecer un diálogo abierto con el paciente y su familia, tratando de comprender sus puntos de vista al tiempo que se comparte la información médica necesaria. El objetivo es llegar a un plan de cuidados que respete tanto los principios éticos como los valores culturales.

Combinar la ética y la sensibilidad cultural significa dedicarse a una práctica enfermera holística y centrada en el paciente. Se trata de un proceso continuo, que requiere reflexión, formación y adaptación, pero también es la clave para ofrecer la mejor calidad posible de cuidados a todos los pacientes.

Capítulo 13

INNOVACIONES E INVESTIGACIÓN EN CUIDADOS POST-AGUDOS Y DE REHABILITACIÓN

Los últimos avances en rehabilitación.

La rehabilitación ha experimentado grandes avances en los últimos años, tanto en los enfoques terapéuticos como en las tecnologías utilizadas. El objetivo de estas innovaciones es mejorar la calidad de vida de los pacientes y ayudarles a recuperar su independencia lo más plenamente posible.

1. Tecnologías de realidad virtual y aumentada :
La realidad virtual (RV) y la realidad aumentada (RA) se utilizan cada vez más en rehabilitación, sobre todo para tratar trastornos motores o cognitivos. Gracias a las simulaciones interactivas, los pacientes pueden practicar determinadas tareas o ejercicios en un entorno controlado y adaptable.

2. Telerehabilitación :
La telemedicina ha allanado el camino a la telerehabilitación, que permite a los pacientes beneficiarse de sesiones de rehabilitación a distancia, utilizando plataformas en línea. Esto es especialmente útil para quienes viven lejos de los centros de rehabilitación o tienen dificultades para desplazarse.

3. Exoesqueletos y robots de rehabilitación :
Estos dispositivos tecnológicos ayudan a los pacientes a recuperar sus capacidades motoras, sobre todo después de un accidente o una intervención quirúrgica. Permiten una rehabilitación más precisa, adaptada a cada paciente, y pueden acelerar el proceso de recuperación.

4. Neuroplasticidad y estimulación cerebral :
La creciente comprensión de la neuroplasticidad -la capacidad del cerebro para reorganizarse y crear nuevas conexiones neuronales- ha conducido al desarrollo de técnicas de estimulación cerebral no invasivas. Estos métodos, como la estimulación magnética transcraneal, pueden ayudar a mejorar las funciones cognitivas y motoras.

5. Biorretroalimentación :
Esta técnica utiliza equipos electrónicos para informar al paciente en tiempo real sobre determinadas funciones fisiológicas, permitiéndole modularlas. Es especialmente útil para el tratamiento del dolor, la rehabilitación perineal y el tratamiento de ciertos trastornos neurológicos.

6. Prótesis e implantes de nueva generación :
Gracias a los avances tecnológicos, las prótesis son cada vez más sofisticadas, con prótesis biónicas controladas por el pensamiento e implantes que restauran ciertas sensaciones.

7. Enfoques terapéuticos integradores :
Las terapias alternativas, como la acupuntura, la meditación o la terapia artística, están ganando popularidad como parte de los programas de rehabilitación, ya que ofrecen formas complementarias de tratar los aspectos físicos, mentales y emocionales de la rehabilitación.

8. Formación centrada en el paciente :
Se trata de un enfoque en el que el paciente participa activamente en la toma de decisiones sobre su propio tratamiento. Esto puede aumentar el compromiso y mejorar los resultados de la rehabilitación.

9. Técnicas avanzadas de imagen :
Herramientas como la resonancia magnética funcional y la tomografía por emisión de positrones permiten comprender mejor el funcionamiento del cerebro y adaptar las intervenciones de rehabilitación.

Estos avances, combinados con una mejor comprensión de los mecanismos de recuperación del organismo, permiten ofrecer unos cuidados de rehabilitación cada vez más personalizados y eficaces. Representan una inmensa esperanza para muchos pacientes que aspiran a volver a una vida normal tras una enfermedad, una lesión o una intervención quirúrgica.

Implicaciones de los nuevos descubrimientos para la práctica enfermera.

Los nuevos descubrimientos y avances en el campo de la rehabilitación tienen importantes implicaciones para la práctica de la enfermería, ya que transforman la forma en que se prestan los cuidados y el modo en que las enfermeras interactúan con sus pacientes y colegas. He aquí algunas de las principales implicaciones de estos descubrimientos para la práctica enfermera:

1. La necesidad de formación continua :
Con la aparición de nuevas tecnologías y técnicas, las enfermeras necesitan actualizar constantemente sus habilidades y conocimientos. Esto significa asistir regularmente a cursos de formación especializada, talleres y seminarios.

2. Enfoque holístico de la atención :
Los nuevos métodos de rehabilitación reconocen la importancia de tratar al paciente como un todo, física, psicológica y socialmente. Por lo tanto, las enfermeras deben desarrollar un profundo conocimiento de estos aspectos para proporcionar unos cuidados verdaderamente centrados en el paciente.

3. Mejora de la colaboración :
Los cuidados de rehabilitación son cada vez más interdisciplinarios. Las enfermeras trabajan en estrecha colaboración con otros profesionales sanitarios, como fisioterapeutas, terapeutas ocupacionales, psicólogos e incluso ingenieros biomédicos. La comunicación eficaz y la comprensión mutua son esenciales.

4. Tecnología para la atención :

Las enfermeras deben familiarizarse con las herramientas tecnológicas, ya sea para la telerehabilitación, el uso de dispositivos de biorretroalimentación o la interpretación de resultados avanzados de diagnóstico por imagen. El dominio de estas tecnologías es esencial para una atención óptima.

5. Educación y concienciación de los pacientes :

Con la disponibilidad de herramientas y técnicas innovadoras, las enfermeras desempeñan un papel crucial en la educación de los pacientes, ayudándoles a comprender y navegar por este cambiante panorama médico.

6. Ética y confidencialidad :

El creciente uso de la tecnología también plantea cuestiones éticas, sobre todo en lo que respecta a la confidencialidad de los datos y el acceso a la información. Las enfermeras deben conocer la normativa vigente y asegurarse de que se respeta la ética profesional.

7. Salud mental :

Integrar los aspectos psicológicos en los cuidados de rehabilitación significa prestar más atención a la salud mental de los pacientes. Las enfermeras deben estar formadas para reconocer y abordar estos problemas, colaborando con especialistas cuando sea necesario.

8. Atención personalizada :

Con una mejor comprensión de los mecanismos individuales de recuperación y la disponibilidad de tecnologías avanzadas, los cuidados pueden ser más personalizados. Por lo tanto, las enfermeras deben ser capaces de adaptar su enfoque a las necesidades específicas de cada paciente.

9. Prevención y educación :
Gracias a sus conocimientos sobre los factores de riesgo y los métodos de prevención, las enfermeras tienen un papel fundamental a la hora de educar a los pacientes sobre las medidas preventivas, contribuyendo así a reducir la necesidad de intervenciones posteriores.

A medida que el mundo de la rehabilitación sigue evolucionando, las enfermeras siguen estando en el centro de los cuidados, adaptando constantemente sus habilidades y adoptando un enfoque centrado en el paciente para garantizar la mejor atención posible.

Cómo estar al día
en un campo en rápida evolución.

Mantenerse al día en un campo tan cambiante como el de la atención sanitaria es crucial para proporcionar unos cuidados óptimos y mantener la relevancia profesional. He aquí algunas estrategias para ayudar a los profesionales, especialmente a las enfermeras, a navegar por un panorama médico en rápida evolución:

1. Formación continua :
Inscríbase regularmente en cursos de formación, talleres y seminarios especializados en su campo. Numerosas instituciones y asociaciones profesionales ofrecen formación adaptada a los últimos avances.

2. Suscripciones a revistas profesionales :
Las revistas médicas y de enfermería son excelentes recursos para conocer las últimas investigaciones y recomendaciones. Suscríbase a algunas revistas relevantes y dedique tiempo a leerlas con regularidad.

3. Participar en conferencias y congresos:
Estos eventos suelen reunir a expertos de renombre para que compartan sus investigaciones y conocimientos. Además de adquirir nueva información, podrá establecer contactos con otros profesionales.

4. Participe en grupos profesionales:
Únase a asociaciones profesionales o grupos de reflexión. Estos grupos suelen ofrecer recursos, formación y foros de debate para compartir experiencias y conocimientos.

5. Utilice :
Las plataformas en línea, los seminarios web y los MOOC (cursos masivos abiertos en línea) pueden ofrecer oportunidades de aprendizaje a distancia. Existen muchas aplicaciones y plataformas educativas dedicadas a los profesionales sanitarios.

6. Manténgase al día de los avances tecnológicos:
Esté atento a las innovaciones tecnológicas que puedan tener un impacto en su campo. Esto podría incluir nuevos equipos, programas informáticos o técnicas de procesamiento.

7. Enseñanza recíproca :
Enseñar a otros o ser mentor de estudiantes puede ayudarle a reforzar sus propios conocimientos. El acto de enseñar requiere una comprensión profunda, lo que significa que necesita mantenerse informado.

8. Hable con sus colegas :
Los intercambios regulares con sus compañeros pueden exponerle a diferentes perspectivas y experiencias. Organice o participe en grupos de debate o reuniones de equipo para compartir conocimientos.

9. Involúcrese en la investigación :
Si es posible, participe en proyectos de investigación o trabaje con investigadores. Esto le mantendrá a la vanguardia de los avances en su campo.

10. Adopte una actitud de aprendizaje permanente :
Reconocer que el aprendizaje nunca se detiene es crucial. Esté abierto al cambio, adáptese y sea proactivo en su búsqueda de conocimientos.

En un entorno médico en constante cambio, la clave está en adoptar una postura proactiva, participando regularmente en actividades de aprendizaje y buscando activamente oportunidades para mejorar y actualizar sus conocimientos.

Capítulo 14

GESTIÓN DEL FINAL DE LA VIDA EN LOS CUIDADOS DE SEGUIMIENTO Y REHABILITACIÓN

Navegar por decisiones difíciles y conversaciones sobre el final de la vida.

Tomar decisiones difíciles y abordar conversaciones sobre el final de la vida son algunas de las tareas más delicadas y complejas a las que se enfrentan los profesionales sanitarios. Estos momentos requieren una profunda sensibilidad, una escucha atenta y una sólida comprensión ética. He aquí cómo abordar estas situaciones con empatía y profesionalidad:

1. Crear un entorno confortable :
Antes de iniciar una conversación de este tipo, asegúrese de que el entorno es tranquilo, privado y libre de distracciones. Un entorno tranquilo puede ayudar a facilitar una discusión sosegada.

2. Prepárese emocionalmente:
Reconozca sus propias emociones y creencias sobre el tema. Ser consciente de sus propios sentimientos puede ayudarle a abordar la conversación con mayor objetividad y empatía.

3. Escuche antes de hablar :
Empiece preguntando al paciente o a la familia cómo perciben la situación actual. Darles la palabra primero puede ayudar a establecer el tono de la conversación.

4. Utilice un lenguaje sencillo y claro:
Evite la jerga médica y sea directo pero sensible. Asegúrese de que el paciente y su familia comprenden la situación.

5. Sea empático :
Reconozca y valide las emociones del paciente y su familia. Frases como "puedo imaginar lo difícil que debe ser esto para usted" o "estoy aquí para apoyarle" pueden ofrecer cierto consuelo.

6. Formule preguntas abiertas:
Anime al paciente y a su familia a expresar sus preocupaciones, deseos y sentimientos haciéndoles

preguntas como "¿Cómo ve los próximos pasos?" o "¿Qué es lo más importante para usted en este momento?".

7. Proporcione información sobre todas las opciones :
Asegúrese de que el paciente y su familia están bien informados de todas las opciones disponibles, incluidos los cuidados paliativos, el rechazo del tratamiento, etc.

8. Respete las decisiones del paciente :
Todo el mundo tiene derecho a tomar decisiones sobre su propia atención. Siempre que el paciente sea capaz de tomar una decisión con conocimiento de causa, es crucial respetar sus deseos, aunque usted personalmente no esté de acuerdo.

9. Proporcionar apoyo continuo :
Los sentimientos y las decisiones pueden cambiar con el tiempo. Asegúrese de que el paciente y su familia saben que siempre pueden volver a usted para discutir o revisar las decisiones que han tomado.

10. Cuídese:
Las conversaciones sobre el final de la vida pueden resultar emocionalmente agotadoras para los profesionales sanitarios. Busque formas de cuidarse, ya sea hablando con un colega, consultando a un profesional de la salud mental o practicando la meditación y otras técnicas de relajación.

Navegar a través de estas discusiones requiere una combinación de habilidad clínica, compasión y escucha. Con la formación adecuada y una actitud empática, los profesionales sanitarios pueden ayudar a los pacientes y sus familias a superar estos momentos difíciles con dignidad y respeto.

La importancia de los cuidados paliativos en los cuidados de seguimiento y rehabilitación.

Los cuidados paliativos, que se centran en el tratamiento del dolor y el alivio de los síntomas de los pacientes en las fases avanzadas de una enfermedad, no son sólo para los servicios al final de la vida. De hecho, desempeña un papel crucial en los cuidados de seguimiento y rehabilitación (Soins de Suite et de Réadaptation), donde el objetivo principal es apoyar a los pacientes hacia la mayor autonomía posible tras una hospitalización aguda o ante patologías graves.

Integración de los cuidados paliativos en los cuidados de seguimiento y rehabilitación :
- **Atención holística al paciente:** Los cuidados paliativos ofrecen un enfoque holístico, teniendo en cuenta no sólo las necesidades físicas del paciente, sino también sus necesidades psicológicas, sociales y espirituales. Este enfoque está en consonancia con los objetivos de la Atención Continuada y la Rehabilitación, que pretenden proporcionar a los pacientes una atención integral para optimizar su calidad de vida.
- **Tratamiento del dolor:** Muchos pacientes de un departamento de cuidados paliativos y rehabilitación sufren dolores crónicos o complejos. Por ello, los principios de los cuidados paliativos, con su experiencia en el tratamiento del dolor, son esenciales para garantizar la comodidad del paciente y promover la rehabilitación.
- **Apoyo emocional: Los** cuidados paliativos hacen especial hincapié en el apoyo psicológico. En los cuidados de seguimiento y rehabilitación, en los que los pacientes pueden enfrentarse a grandes

trastornos en sus vidas tras un acontecimiento médico, esta dimensión psicológica es esencial.

- **Toma de decisiones informada:** Los profesionales formados en cuidados paliativos tienen la capacidad de dirigir debates en profundidad sobre los deseos, esperanzas, temores y objetivos del paciente, lo que resulta esencial para definir un plan terapéutico adecuado en los cuidados de seguimiento y rehabilitación.

- **Vínculo con las familias:** Los cuidados paliativos también se centran en la familia y los seres queridos del paciente, considerándolos parte integrante del proceso asistencial. Este enfoque es especialmente beneficioso en los cuidados de seguimiento y rehabilitación, donde el apoyo familiar puede desempeñar un papel importante en el proceso de rehabilitación del paciente.

- **La ética y el final de la vida:** Aunque no todos los pacientes en seguimiento y rehabilitación son enfermos terminales, algunos pueden enfrentarse a un rápido deterioro de su estado de salud. En estos casos, la experiencia en cuidados paliativos es esencial para sortear decisiones éticas complejas y ofrecer a los pacientes un final de vida digno que respete sus deseos.

Los cuidados paliativos, con su enfoque centrado en el paciente y el tratamiento integral del dolor y los síntomas, enriquecen enormemente el marco de la atención continuada y la rehabilitación. Su integración garantiza que cada paciente, sean cuales sean sus necesidades o el estadio de su enfermedad, reciba una atención adecuada, humana y respetuosa.

Apoyar a los pacientes y a sus familias en sus últimos momentos.

Acompañar a los pacientes y a sus familias durante sus últimos momentos es sin duda una de las tareas más delicadas y profundas de la carrera de un profesional sanitario. Este periodo está saturado de emociones intensas, preguntas, incertidumbres y, a menudo, una búsqueda de sentido. El papel del cuidador va mucho más allá de la atención médica para convertirse en un pilar de apoyo emocional, espiritual y humano. He aquí cómo abordar este apoyo con sensibilidad, compasión y profesionalidad.

1. Comunicación transparente y empática :
La comunicación sincera con los pacientes y sus familias es crucial. Utilice un lenguaje sencillo y comprensible, sin dejar de ser sensible al estado emocional de cada uno. Sea un oyente activo, permitiendo que el paciente y su familia se expresen, hagan preguntas y compartan sus sentimientos.

2. Tratamiento del dolor :
Uno de los aspectos más importantes de los cuidados al final de la vida es el tratamiento del dolor y la comodidad del paciente. Asegúrese de que se dispone de los medicamentos y las intervenciones necesarias para minimizar el sufrimiento.

3. Apoyo psicológico :
El final de la vida es un momento de reflexión, de recuerdos y, a veces, de arrepentimiento. Ofrecer apoyo psicológico, ya sea a través de la escucha activa o de un profesional de la salud mental, es esencial.

4. Respeto por las creencias y los valores :
Cada persona tiene su propio concepto de la muerte, a menudo influido por la cultura, la religión o la experiencia personal. Respete estas creencias y asegúrese de que los

pacientes tengan la oportunidad, si es posible, de practicar sus ritos y rituales.

5. Privacidad :

Permita que el paciente y su familia compartan momentos íntimos, respetando su necesidad de tranquilidad. Esto puede incluir crear un espacio tranquilo, escuchar música o encender velas, según los deseos del paciente.

6. Inclusión familiar :

La familia desempeña un papel central en los momentos finales. Oriéntelos sobre cómo interactuar con el paciente, tranquilícelos y ofrézcales también apoyo emocional.

7. Prepararse para el duelo :

El periodo que precede a la muerte puede considerarse como una fase anticipatoria del duelo para la familia. Ofrezca recursos, consejos y orientación para ayudar a sus seres queridos a atravesar este proceso.

8. Una salida digna :

Todos los aspectos de los cuidados al final de la vida deben tener como objetivo garantizar una muerte pacífica, cómoda y digna para el paciente. Cada gesto, cada palabra, cada decisión deben guiarse por este principio.

Apoyar a los pacientes y a sus familias en sus últimos momentos es una inmensa responsabilidad que requiere una profunda humanidad, una sincera empatía y un respeto incondicional. Es en estos momentos intensos cuando el papel del cuidador trasciende la mera práctica médica para tocar la esencia misma de la condición humana.

Capítulo 15

TRANSICIÓN Y ALTA DE LOS CUIDADOS POST-AGUDOS Y DE REHABILITACIÓN

Preparar a los pacientes y a sus familias a la salida.

Preparar a los pacientes y a sus familias para el alta de un servicio de Cuidados Continuados y Rehabilitación (CCR) es una etapa crucial que requiere un enfoque global e individualizado. El objetivo es garantizar que los pacientes puedan continuar su convalecencia, rehabilitación o cuidados de forma independiente o con el apoyo necesario en casa, en otro establecimiento o en un entorno adecuado a su estado.

1. Evaluación del nivel de autonomía del paciente :
Ante todo, es importante evaluar el grado de autonomía del paciente. Esta evaluación debe abarcar las capacidades físicas, mentales y emocionales del paciente. Sobre esta base se elaborará una estrategia de alta.

2. Planificación post-hospitalaria :
Elaborar un plan de cuidados posthospitalización en colaboración con el paciente, su familia y, si procede, su médico de cabecera. Este plan detallará la medicación, las terapias necesarias, las próximas citas médicas y cualquier otro aspecto relevante del cuidado del paciente.

3. Educación y formación :
Asegúrese de que el paciente y su familia conocen bien los cuidados a domicilio, el uso del equipo médico, cómo tomar los medicamentos y cómo reconocer los signos de alarma que requerirían atención médica urgente.

4. Coordinación con profesionales sanitarios externos :
Organice los enlaces necesarios, ya sea con enfermeras a domicilio, fisioterapeutas, auxiliares de cuidados o cualquier otro profesional pertinente.

5. Mejoras en el hogar :
Si es necesario, asesore al paciente y a su familia sobre lo que hay que hacer en casa para garantizar la seguridad y la comodidad del paciente: barandillas, rampa de acceso, cama sanitaria, etc.

6. Apoyo psicológico :

Volver a casa puede ser una fuente de ansiedad o aprensión. Sugiera recursos o derivaciones para recibir apoyo psicológico si es necesario.

7. Establecimiento de un sistema de vigilancia :

Defina claramente cómo se organizará la atención médica del paciente. Esto puede implicar visitas a domicilio, citas periódicas en el ambulatorio o una combinación de ambas.

8. Disponibilidad y comunicación :

Asegure a los pacientes y a sus familiares que pueden ponerse en contacto con el servicio si tienen alguna duda o preocupación. Deje los datos de contacto y especifique los procedimientos.

9. Preparación emocional :

Dejar el hospital es un gran paso. Puede ser a la vez emocionante y aterrador para el paciente y sus seres queridos. Tómese el tiempo necesario para hablar de las emociones asociadas a este cambio y para tranquilizar al paciente sobre los próximos pasos.

10. Documentación :

Facilite todos los documentos necesarios: recetas, informe médico, recomendaciones para el futuro, etc. Asegúrese de que el paciente y su familia entienden estos documentos y pueden guardarlos en un lugar seguro.

Preparar a un paciente y a su familia para el alta de una Unidad de Cuidados Continuados y Rehabilitación es un paso fundamental para garantizar una transición fluida a la siguiente etapa de sus cuidados. Una preparación cuidadosa, atenta y minuciosa ayuda a evitar posibles complicaciones y garantiza la continuidad de los cuidados en las mejores condiciones posibles.

Garantizar una transición fluida a otros servicios o al hogar.

Garantizar una transición fluida de un paciente que abandona un departamento de Cuidados Continuados y Rehabilitación (CCR) para ir a otro departamento o a su domicilio es una tarea de gran responsabilidad. Esta etapa de transición suele ser un momento vulnerable para el paciente, que puede estar marcado por la incertidumbre, la ansiedad o el miedo a abandonar un entorno seguro. El reto para los cuidadores es garantizar que esta transición sea lo más suave, transparente y tranquilizadora posible.

1. Preparación temprana :
El primer paso para una transición con éxito es prepararse con suficiente antelación. La preparación anticipada permite identificar las necesidades del paciente, poner en marcha los recursos necesarios y anticiparse a los posibles obstáculos.

2. Comunicación clara y continua :
Es esencial establecer una comunicación abierta con los pacientes y sus familias a lo largo de todo el proceso. Mantenerles regularmente informados de las próximas etapas, de los procedimientos administrativos y de cualquier posible cambio les tranquiliza y establece un clima de confianza.

3. Colaboración interdisciplinar:
Una transición con éxito requiere a menudo la participación de varios profesionales: médicos, enfermeras, trabajadores sociales, fisioterapeutas, etc. La coordinación eficaz entre estos diferentes actores es crucial.

4. Formación y educación de los pacientes :
Para sentirse seguros, los pacientes deben comprender su enfermedad, los cuidados que deben seguir recibiendo y cómo administrarlos. Se pueden organizar talleres, sesiones informativas o incluso demostraciones.

5. Evaluación de las necesidades en casa :

Si el paciente vuelve a casa, es importante evaluar la necesidad de adaptaciones específicas para el hogar, o si se necesitará ayuda a domicilio.

6. Seguimiento posterior a la transición :

Un seguimiento regular después de que el paciente haya sido dado de alta garantiza que todo va bien, responde a cualquier pregunta y ajusta el plan de cuidados si es necesario.

7. Recursos y derivaciones :

Proporcionar al paciente una lista de recursos y contactos puede ser muy útil. Ya sea para servicios a domicilio, grupos de apoyo o consultas a especialistas, tener esta información a mano es tranquilizador.

8. Documentación completa :

Al ser dado de alta, el paciente debe recibir un expediente completo que incluya informes médicos, recetas, instrucciones para después de la hospitalización y cualquier otra información pertinente.

9. Disponibilidad para responder a las preocupaciones:

Asegurar al paciente que puede ponerse en contacto con el servicio si lo necesita refuerza la sensación de seguridad. La transición no termina cuando el paciente abandona el hospital.

Garantizar una transición fluida implica un enfoque holístico y centrado en el paciente que requiere preparación, comunicación y colaboración entre todos los agentes implicados. Es un paso esencial para garantizar la continuidad de los cuidados, preservar el bienestar del paciente y optimizar los resultados médicos.

Cuidados posteriores y rehabilitación : garantizar la continuidad de los cuidados.

La atención posterior a la rehabilitación es una etapa esencial para garantizar la continuidad de los cuidados. Consolida los progresos realizados durante la estancia en los cuidados de seguimiento y rehabilitación y ayuda a prevenir cualquier riesgo de rehospitalización innecesaria. Esta fase, que a menudo se descuida o subestima, es un eslabón esencial en el itinerario asistencial del paciente.

Tras una estancia en cuidados de seguimiento y rehabilitación, el paciente, aunque mejorado, puede permanecer en un estado frágil. Por ello, los cuidados deben planificarse y organizarse mucho más allá de las puertas del establecimiento asistencial. La transición del hospital al domicilio o a otro centro asistencial es un verdadero reto que requiere una coordinación sin fisuras entre los distintos agentes sanitarios.

Adaptarse a un nuevo entorno, gestionar los cuidados en casa y reanudar una actividad profesional o social son etapas que pueden ser fuente de estrés, preguntas e incluso complicaciones para el paciente. De ahí la importancia de una atención integral y un seguimiento riguroso.

1. Elaborar un plan de cuidados posteriores y de rehabilitación :
Incluso antes de que el paciente abandone el hospital, debe elaborarse un plan de cuidados. En él se incluyen todas las recomendaciones médicas, los tratamientos que deben continuarse, las citas que deben programarse, así como las adaptaciones que puedan ser necesarias en el domicilio.

2. Coordinación con los profesionales sanitarios :

Los médicos de cabecera, las enfermeras de atención domiciliaria, los fisioterapeutas, los farmacéuticos y otros profesionales deben trabajar juntos. La información debe fluir sin problemas entre ellos para garantizar que la atención sea pertinente y eficaz.

3. Apoyo psicológico :

El regreso a casa puede ser una fuente de ansiedad para los pacientes y sus familias. La prestación de apoyo psicológico puede ser beneficiosa para ayudar a superar los retos emocionales y psicológicos tras la hospitalización.

4. Proporcionar recursos y herramientas:

Las herramientas, como las aplicaciones móviles o las plataformas en línea, pueden utilizarse para supervisar el progreso de los pacientes, recordarles sus citas o incluso responder a sus preguntas.

5. Visitas de seguimiento :

Sirven para evaluar periódicamente el estado de salud del paciente, ajustar los tratamientos si es necesario y asegurarse de que el paciente comprende y cumple su plan de cuidados.

6. Educación terapéutica :

Desempeña un papel fundamental. Un paciente bien informado es más capaz de comprender y participar activamente en su propio cuidado, optimizando así las posibilidades de éxito de la atención de seguimiento proporcionada.

7. Anticiparse a las complicaciones :

Gracias a una mayor vigilancia y a una comunicación eficaz con el paciente, es posible identificar rápidamente cualquier signo de complicación e intervenir antes de que la situación empeore.

8. Integración social y profesional:

Siempre que sea posible, es esencial animar a los pacientes a reanudar sus actividades sociales y profesionales. Esto contribuye no sólo al bienestar del paciente sino también a su rehabilitación general.

El cuidado posterior es un proceso multidimensional que requiere un enfoque centrado en el paciente y una estrecha colaboración entre todos los implicados. Lejos de ser una mera formalidad, esta fase es esencial para garantizar la continuidad y la calidad de los cuidados, y contribuir así a un mejor pronóstico del paciente.

Capítulo 16

REFLEXIONES SOBRE LA PANDEMIA DE COVID-19 Y SU IMPACTO EN LOS CUIDADOS POSTOPERATORIOS Y DE REHABILITACIÓN

Los retos que plantea la pandemia.

La pandemia, que ha sacudido al mundo entero, ha planteado enormes retos al sistema sanitario y, en particular, a la Atención Continuada y Rehabilitación (APR). Ha puesto de manifiesto la necesidad de una capacidad de adaptación y resistencia sin precedentes ante una crisis sanitaria de gran envergadura. Aunque todos los sectores de la medicina han sentido el impacto de la pandemia, la atención continuada y la rehabilitación se han enfrentado a retos específicos que han puesto a prueba tanto la infraestructura como el personal.

1. Hacinamiento :

Con el aplazamiento de numerosas operaciones quirúrgicas y tratamientos médicos, los departamentos de Cuidados Continuados y Rehabilitación tuvieron que adaptarse a una afluencia repentina e imprevista de pacientes. Aunque estos pacientes se habían recuperado de la fase aguda de su enfermedad, a menudo requerían una rehabilitación intensiva, sobre todo tras su hospitalización en una unidad de cuidados intensivos.

2. Aumento de las precauciones sanitarias :

Hubo que reforzar los protocolos de higiene y seguridad. Esto supuso una formación continua del personal, la adaptación de los locales, la adquisición y gestión de equipos de protección individual (EPI) y una vigilancia constante para evitar cualquier transmisión.

3. Apoyo emocional :

La pandemia provocó una angustia psicológica masiva entre los pacientes y sus familias. Los profesionales de la asistencia y la rehabilitación, ya acostumbrados a lidiar con situaciones emocionalmente intensas, tuvieron que redoblar sus esfuerzos para apoyar a los pacientes a superar el trauma de la enfermedad, el aislamiento y la incertidumbre.

4. Restricciones a las visitas:
Para limitar la propagación del virus, a menudo se restringían o incluso prohibían las visitas. Esto creó problemas de comunicación y reforzó la importancia de los medios digitales para mantener el vínculo entre los pacientes y sus familias.

5. Fatiga y estrés del personal:
Enfrentado a una presión constante y a una carga de trabajo cada vez mayor, el personal de los cuidados de seguimiento y rehabilitación experimentaba a menudo fatiga física y emocional. Era esencial poner en marcha medidas de apoyo y reconocimiento para estos profesionales de primera línea.

6. Adaptabilidad de los cuidados :
El rápido ritmo de los descubrimientos sobre el virus y sus implicaciones ha hecho necesario un seguimiento constante y una actualización periódica de los protocolos de atención.

7. Desafíos logísticos:
Ya sea para el suministro de medicamentos, EPI o equipos, la cadena de suministro de los cuidados de seguimiento y rehabilitación ha sido puesta a prueba.

8. Rehabilitación post-COVID:
La propia naturaleza de la enfermedad, con sus complicaciones respiratorias, cardiacas y neurológicas, ha hecho necesario un replanteamiento de los programas de rehabilitación. Los pacientes postCOVID tienen necesidades específicas que han requerido un enfoque adaptado y a menudo multidisciplinar.

No cabe duda de que la pandemia ha transformado el panorama de los cuidados posthospitalarios y de rehabilitación, poniendo de relieve la necesidad de una preparación eficaz, una coordinación intersectorial y la capacidad de responder rápidamente a situaciones cambiantes. Aunque los retos han sido muchos, también han brindado la oportunidad de replantear y optimizar la organización y la prestación de los cuidados de cara al futuro.

Adaptación e innovación en respuesta a la crisis.

La crisis sanitaria mundial ha puesto de relieve la capacidad del sector médico, incluido el de la Atención Continuada y la Rehabilitación (ACR), para innovar y adaptarse rápidamente a circunstancias excepcionales. Las adaptaciones e innovaciones han sido muchas y variadas, desde cambios prácticos hasta enfoques terapéuticos y soluciones tecnológicas.

1. Telemedicina y tele-rehabilitación:
La pandemia aceleró la adopción de la telemedicina, permitiendo a los profesionales seguir controlando a los pacientes sin exponerlos al riesgo de infección. Además, se han establecido sesiones de rehabilitación a distancia para determinados pacientes, utilizando aplicaciones y plataformas específicas.

2. Formación en línea :
Ante la necesidad de formar rápidamente al personal en nuevos procedimientos, protocolos COVID-19 y técnicas de atención, muchas instituciones han desarrollado módulos de formación en línea, a menudo accesibles de forma permanente.

3. Adopción de nuevas tecnologías:
Herramientas como las aplicaciones de seguimiento de síntomas, los dispositivos de monitorización a distancia y los robots de desinfección UV se han integrado en las rutinas de los cuidados de seguimiento y rehabilitación para mejorar la seguridad y la eficacia de la atención.

4. Protocolos de atención revisados:
Se han elaborado protocolos adecuados para el tratamiento de los pacientes post-COVID, teniendo en

cuenta las complicaciones respiratorias, cardiacas y neurológicas asociadas a esta enfermedad.

5. Espacios modulares:

Algunas unidades de cuidados de seguimiento y rehabilitación han rediseñado sus espacios para crear zonas dedicadas a los pacientes con COVID-19, con ventilación y filtración de aire optimizadas.

6. Programas de bienestar para el personal:

Conscientes de los retos psicológicos y emocionales a los que han tenido que enfrentarse sus equipos, muchos establecimientos han puesto en marcha programas de apoyo, sesiones de relajación y meditación o zonas de descanso específicas.

7. Mejora de la comunicación :

Con las restricciones a las visitas, la comunicación entre los equipos médicos, los pacientes y sus familias se ha vuelto esencial. Se han desarrollado soluciones, como tabletas para videoconferencias y actualizaciones periódicas a través de aplicaciones específicas.

8. Asociaciones y colaboración :

Dada la magnitud de la crisis, se ha intensificado la colaboración entre hospitales, centros de investigación, universidades e industria para intercambiar conocimientos, compartir recursos y desarrollar soluciones conjuntamente.

9. Participación en la investigación :

Muchas Unidades de Cuidados Continuados y Rehabilitación han participado activamente en la investigación COVID-19, especialmente en el área de la rehabilitación postinfecciosa, contribuyendo al desarrollo de nuevas directrices y recomendaciones.

10. Planificación y preparación para el futuro:

La pandemia puso de manifiesto la necesidad de una sólida planificación de contingencias. Por ello, los cuidados de seguimiento y rehabilitación han invertido en formación, en la actualización de los planes de emergencia y en el almacenamiento de equipos.

Aunque la crisis ha planteado retos sin precedentes, también ha catalizado una oleada de innovaciones y adaptaciones que no sólo han ayudado a superar las dificultades inmediatas, sino que también han sentado las bases de un sistema sanitario más resistente y preparado para el futuro.

Lecciones aprendidas e implicaciones para el futuro de la atención post-aguda y de rehabilitación.

La pandemia ha sido un periodo revelador para el mundo de la medicina y, en particular, para los cuidados continuos y la rehabilitación (CCR). Las instituciones se han enfrentado a retos sin precedentes, pero también han aprendido valiosas lecciones que tendrán implicaciones duraderas para el futuro de los cuidados post-agudos y de rehabilitación.

1. Resistencia del sistema :
La asistencia y la rehabilitación han descubierto su capacidad para adaptarse rápidamente reconfigurando los espacios, adoptando protocolos modificados y pivotando hacia soluciones tecnológicas. Esta capacidad de reaccionar con rapidez se cultivará en el futuro para responder a posibles crisis.
2. La telemedicina ha llegado para quedarse:
Aunque la telemedicina se adoptó por necesidad durante la pandemia, ha demostrado su eficacia y es probable que se integre de forma permanente en las prácticas de los Cuidados de Suite y Rehabilitación, ofreciendo mayor flexibilidad y accesibilidad a los pacientes.
3. Importancia de la formación continua:
Se destacó la necesidad de actualizar periódicamente los conocimientos y habilidades del personal. La asistencia

postoperatoria y la rehabilitación invertirán más en formación continua, utilizando formatos digitales para facilitar el acceso.

4. Colaboración interdisciplinar :

La complejidad del tratamiento de los pacientes con COVID-19 ha reforzado la importancia de la colaboración entre las distintas especialidades médicas. Es probable que este enfoque de colaboración se refuerce en los próximos años.

5. Refuerzo de los protocolos de higiene :

Se mantendrán los protocolos de higiene reforzados adoptados durante la pandemia, lo que garantizará una mejor protección contra diversas infecciones, no sólo contra el COVID-19.

6. Equipos y tecnologías :

La pandemia ha acelerado la adopción de nuevas tecnologías. Estas innovaciones, que van desde los sistemas de monitorización a distancia hasta las plataformas de comunicación, se integrarán de forma permanente en las prácticas de los cuidados de seguimiento y rehabilitación.

7. Planificación de emergencias :

El Servicio de Asistencia y Rehabilitación reconoce ahora la importancia de la preparación y la planificación para casos de emergencia. Los planes se actualizarán y probarán periódicamente para garantizar que las instalaciones estén preparadas para responder rápidamente a cualquier crisis futura.

8. Atención centrada en el paciente :

Se ha destacado la importancia de la comunicación y la educación de los pacientes y sus familias. Cuidados Postoperatorios y Rehabilitación reforzará su compromiso con un enfoque centrado en el paciente, haciendo hincapié en la educación del paciente, la comunicación y la implicación en el proceso de cuidados.

9. Salud mental del personal:

Los retos emocionales a los que se ha enfrentado el

personal durante la pandemia han puesto de relieve la importancia del bienestar mental. El Servicio de Asistencia y Rehabilitación hará mayor hincapié en el apoyo psicológico a su personal.

10. Inteligencia estratégica :

La capacidad de mantenerse al corriente de la rápida evolución de los conocimientos médicos durante la crisis se integrará en las prácticas habituales de los cuidados de seguimiento y rehabilitación, haciendo hincapié en la investigación, la vigilancia tecnológica y la actualización de las prácticas en consecuencia.

Aunque la pandemia ha sido una época tumultuosa para la atención posaguda y de rehabilitación, las lecciones aprendidas han creado una oportunidad para que estos centros se renueven, refuercen y preparen para un futuro en el que la atención será más flexible, colaborativa, tecnológicamente avanzada y centrada en el paciente.

Capítulo 17

DESARROLLO PROFESIONAL Y PERSPECTIVAS DE FUTURO

Oportunidades de especialización y la formación continua.

El mundo de los Cuidados Continuados y la Rehabilitación (CCR) ofrece un amplio abanico de oportunidades a las enfermeras que deseen especializarse o mejorar sus conocimientos. La naturaleza compleja y en rápida evolución del campo de la medicina significa que la formación continua no es sólo una ventaja, sino una necesidad. He aquí una visión fluida de las oportunidades de especialización y formación continua disponibles para los enfermeros en el campo de los cuidados de seguimiento y rehabilitación:

La medicina de rehabilitación es una disciplina en constante evolución que refleja los avances de la ciencia médica y la diversificación de las necesidades de los pacientes. Por ello, para los enfermeros, adaptarse y especializarse no es sólo una oportunidad, sino también un imperativo si quieren ofrecer la mejor calidad de cuidados posible.

1. Especializaciones según las necesidades del paciente :
- **Atención pediátrica de seguimiento y rehabilitación:** Centrarse en la atención a los niños requiere una comprensión particular de sus necesidades específicas.
- **Seguimiento geriátrico y cuidados de rehabilitación:** Los ancianos, con sus múltiples patologías y su fragilidad, requieren un enfoque a medida.
- **Neurorrehabilitación:** Para los pacientes con lesiones cerebrales u otros trastornos neurológicos, son esenciales unas habilidades neurológicas específicas.

144

- **Rehabilitación cardiaca:** Tras un episodio cardiovascular grave, los pacientes necesitan cuidados especializados para recuperar una calidad de vida óptima.

2. Técnicas de cuidados avanzados :

- **Tratamiento del dolor:** Las técnicas evolucionan rápidamente, lo que exige una formación periódica para ofrecer los mejores cuidados posibles.
- **Técnicas de movilización: La** movilización temprana y eficaz es crucial para la rehabilitación. Los cursos de formación especializados pueden desarrollar aún más las habilidades en este ámbito.

3. Habilidades psicosociales :

- **Comunicación intercultural:** Comprender y respetar la diversidad cultural de los pacientes es vital, y los cursos de formación pueden ayudar a desarrollar estas habilidades.
- **Salud mental:** Trabajar con profesionales de la salud mental e identificar problemas psicológicos en pacientes de rehabilitación son áreas de especialización.

4. Gestión y liderazgo :

Para quienes deseen progresar hacia funciones de gestión o liderazgo, puede ser beneficiosa la formación en gestión de cuidados, liderazgo clínico o administración.

5. Investigación y tecnología :

El mundo de los cuidados postoperatorios y la rehabilitación se beneficia constantemente de los avances en tecnología e investigación. Las enfermeras pueden especializarse en el uso de modernos equipos de rehabilitación, o incluso participar en investigaciones clínicas para mejorar las prácticas de postratamiento y rehabilitación.

6. Ética médica:

En cuestiones tan delicadas como el final de la vida o las decisiones sobre tratamientos, la formación en ética médica puede ser muy valiosa.

El panorama de los cuidados posagudos y de rehabilitación es rico y variado, y ofrece a las enfermeras multitud de oportunidades para desarrollarse, especializarse y sobresalir. Al invertir en formación continua, no sólo pueden enriquecer sus carreras, sino también mejorar la calidad de los cuidados que prestan a sus pacientes.

Seguimiento e investigación sobre cuidados de rehabilitación: ¿hacia dónde vamos?

La investigación en cuidados continuados y rehabilitación (CCR) ha experimentado grandes avances en las últimas décadas, siempre centrada en la mejora de las prácticas, la optimización de los resultados de los pacientes y la integración de nuevas tecnologías y metodologías. Al ser intrínsecamente multidisciplinar, la atención continuada y la rehabilitación se prestan a la exploración en diversas direcciones de investigación. Echemos un vistazo, de forma fluida, hacia dónde se dirige la investigación en cuidados de seguimiento y rehabilitación y cuáles son las tendencias emergentes.

La investigación en cuidados postoperatorios y de rehabilitación siempre se ha centrado en las personas. Cada avance y cada descubrimiento se guían por un objetivo fundamental: facilitar la recuperación, mejorar la calidad de vida y garantizar la autonomía del paciente. Pero a medida que nuestra comprensión de la medicina se profundiza, las vías de investigación se multiplican.

1. Tecnologías punteras en rehabilitación: la telemedicina, los exoesqueletos y la realidad virtual y aumentada son áreas de interés. Estas herramientas, antes relegadas a los dominios de la ciencia ficción, están ahora en el centro de los programas de investigación en cuidados de seguimiento y rehabilitación. ¿En qué nos beneficia? Ofrecer soluciones más adecuadas, menos invasivas y a veces incluso divertidas para ayudar a los pacientes en su proceso de rehabilitación.

2. **Neuroplasticidad:** el cerebro sigue desvelando todos sus secretos. La investigación sobre la neuroplasticidad -la capacidad del sistema nervioso para reconfigurarse- está abriendo el camino a tratamientos más específicos para las lesiones cerebrales y las enfermedades neurodegenerativas.

3. **Enfoques holísticos: La** investigación reconoce cada vez más la importancia de un enfoque global, que integre los aspectos físicos, mentales y sociales. El impacto de la nutrición, la psicología e incluso de terapias complementarias como la meditación y el yoga se estudia cada vez más en el contexto de los cuidados de seguimiento y rehabilitación.

4. **Atención personalizada:** Con los avances en genómica y medicina personalizada, existe un interés creciente por los protocolos de rehabilitación adaptados a las especificidades genéticas o bioquímicas de cada paciente.

5. **Eficacia y optimización:** Dadas las presiones económicas que sufren los sistemas sanitarios, gran parte de la investigación se dirige a identificar los métodos y técnicas más eficaces para lograr los mejores resultados en el menor tiempo posible.

6. **Formación y educación: La** investigación no termina con los pacientes. ¿Cuál es la mejor manera de formar a los profesionales del mañana? ¿Cuáles son las herramientas pedagógicas más eficaces? Son preguntas cruciales si queremos garantizar una asistencia de alta calidad a largo plazo.

7. **Impacto del entorno : La** investigación examina cada vez más la influencia del entorno, tanto físico como social, en la rehabilitación. ¿Cuál es la mejor manera de diseñar los entornos asistenciales? ¿Cuál es el impacto de la naturaleza o el arte en la recuperación?

La investigación en cuidados postoperatorios y rehabilitación es un campo en rápido crecimiento, en el que confluyen la medicina, la tecnología y las ciencias humanas y sociales. A medida que nuestra sociedad evoluciona, las necesidades de rehabilitación se diversifican y la investigación en el campo de los cuidados posteriores y la rehabilitación debe estar a la vanguardia para hacer frente a estos retos.

El futuro de la atención posaguda y de rehabilitación frente a la crisis desafíos demográficos y médicos.

Ante el envejecimiento de la población y la aparición de nuevas patologías y retos médicos, la Atención Continuada y la Rehabilitación (RCC) se encuentran en una encrucijada. Es esencial anticiparse y adaptarse a estos cambios para garantizar una atención de alta calidad y una gestión óptima de los pacientes. En un mundo en constante cambio, ¿cuáles son los principales problemas y las perspectivas de futuro de los cuidados de seguimiento y rehabilitación ante los retos demográficos y médicos?

1. Demografía: una población que envejece
El aumento de la esperanza de vida y el envejecimiento de la población representan uno de los mayores retos para los cuidados posagudos y de rehabilitación. Con la edad suelen aparecer enfermedades crónicas, discapacidades motoras, trastornos neurológicos y otras afecciones que requieren una rehabilitación intensiva. Por lo tanto, los cuidados de seguimiento y rehabilitación deben estar preparados para recibir a un número cada vez mayor de pacientes ancianos, con necesidades específicas y a menudo múltiples.

2. La aparición de nuevas enfermedades

Además de las enfermedades tradicionalmente tratadas en los cuidados de seguimiento y rehabilitación, están apareciendo nuevas patologías, a menudo vinculadas a nuestro estilo de vida moderno. Los trastornos musculoesqueléticos ligados al trabajo sedentario, las enfermedades psicosomáticas y las consecuencias del estrés crónico constituyen nuevos retos para los equipos de seguimiento y rehabilitación.

3. Un enfoque holístico de la rehabilitación

Ante estos retos, los cuidados de seguimiento y rehabilitación reconocen cada vez más la importancia de una atención integral al paciente. Esto implica una estrecha colaboración entre profesionales de distintos ámbitos (médico, paramédico, psicológico) y una atención especial al entorno sociofamiliar del paciente.

4. La tecnología al servicio de la rehabilitación

El rápido desarrollo de las tecnologías médicas está abriendo increíbles oportunidades para el sector de la rehabilitación y los cuidados postoperatorios. Robótica, realidad virtual, telemedicina... Estas innovaciones están permitiendo mejorar los tratamientos, personalizar los cuidados y optimizar la rehabilitación. Sin embargo, también exigen una formación continua de los profesionales y una inversión considerable.

5. La prevención como consigna

Ante el aumento de las enfermedades crónicas, el papel de los cuidados de seguimiento y rehabilitación es crucial en términos de prevención. La educación terapéutica, la promoción de un estilo de vida saludable y la detección precoz son medios para reducir la incidencia de ciertas enfermedades y mejorar la calidad de vida de los pacientes.

6. Un reto organizativo y económico

El aumento del número de pacientes y la creciente complejidad de los cuidados plantean importantes retos organizativos. Es crucial replantearse los modelos de financiación, gestión y organización de los cuidados postoperatorios y de rehabilitación para garantizar una atención óptima manteniendo los costes bajo control.

7. La formación y la investigación, pilares del desarrollo
Para mantenerse a la vanguardia, los cuidados de seguimiento y rehabilitación deben invertir en la formación de sus equipos y en investigación. Esto significa no sólo incorporar los últimos avances médicos, sino también desarrollar nuevas metodologías, participar en ensayos clínicos y adoptar un enfoque de mejora continua.

Aunque los retos son muchos, también ofrecen grandes oportunidades para el sector de la asistencia y la rehabilitación. El futuro de la rehabilitación implicará un enfoque integrado, innovador y centrado en el paciente, que nos permita apoyar a cada individuo a lo largo de su recorrido por la salud, sea cual sea su afección o sus necesidades.

Capítulo 18

TESTIMONIOS Y ESTUDIOS DE CASOS

Compartir experiencias enfermeros veteranos en los cuidados de seguimiento y rehabilitación.

Compartir experiencias, en particular las de las enfermeras veteranas en Atención Continuada y Rehabilitación (ACR), proporciona una riqueza informativa incomparable. Estos relatos de primera mano ilustran la realidad cotidiana de la profesión, con sus alegrías, penas, retos y éxitos. He aquí un esbozo de lo que podría ser un capítulo dedicado a estos relatos.

En el corazón de la rehabilitación, hay muchas enfermeras veteranas que han vivido a lo largo de los años, proporcionando cuidados y consuelo a los pacientes en cuidados de seguimiento y rehabilitación. Sus experiencias son ventanas al alma de la profesión.

Marie, 25 años en seguimiento y rehabilitación:
"Empecé joven, con una energía desbordante. Los cuidados de seguimiento y rehabilitación eran un mundo nuevo para mí, en el que cada paciente tenía una historia que contar. Aprendí que más allá de los cuidados técnicos, escuchar era esencial. Recuerdo a Paul, un hombre de unos cincuenta años que sufrió un derrame cerebral. Su rehabilitación llevó mucho tiempo, pero cada paso adelante era una victoria. Estos momentos de alegría compartida son los que alimentan mi pasión.

Olivier, 30 años de servicio:
"Los cuidados de seguimiento y rehabilitación han cambiado mucho. Los avances tecnológicos han aportado herramientas increíbles. Pero lo que no ha cambiado es la relación humana. Cuando empecé, me decían que yo era el vínculo entre el paciente y el médico. Hoy me doy cuenta de que también soy el vínculo entre el paciente y

ellos mismos, ayudándoles a redescubrirse tras un traumatismo o una enfermedad."

Fátima, 20 años junto a la cama:
"Cada paciente es un mundo. En Atención Continuada y Rehabilitación, vemos a personas en un momento muy vulnerable de su vida. A menudo están perdidas y asustadas. Nuestro papel va mucho más allá de los cuidados. También consiste en aportar esperanza. Pienso en Léa, una joven que sufrió un accidente de tráfico. Estaba convencida de que nunca volvería a caminar. Con tiempo, cuidados y mucho ánimo, dio sus primeros pasos. Nunca se olvidan momentos así.

Jean-Pierre, enfermero y luego ejecutivo sanitario, 35 años en cuidados de seguimiento y rehabilitación:
"La coordinación es esencial. Nunca se trabaja solo en los cuidados de seguimiento y rehabilitación. Es un equipo y cada miembro cuenta. Con los años, he aprendido a valorar cada habilidad, ya sea médica, paramédica o administrativa. Todo está relacionado y el éxito de la rehabilitación de un paciente suele ser fruto del trabajo en equipo."

Estos testimonios ilustran la riqueza y la complejidad del trabajo en los cuidados de seguimiento y rehabilitación. Destacan el papel central de la enfermera, como cuidadora, educadora, coordinadora y apoyo emocional. Nos recuerdan que la medicina es ante todo un arte humano, donde cada paciente es único y cada historia preciosa.

Análisis de casos clínicos reales y la resolución de problemas.

El análisis de casos clínicos reales en cuidados de seguimiento y rehabilitación ofrece una oportunidad única para adquirir una comprensión concreta de los retos y problemas que plantea la rehabilitación. Estos estudios de casos brindan la oportunidad de abordar situaciones complejas y desarrollar un pensamiento profundo sobre las intervenciones de enfermería. He aquí la exploración de uno de estos casos, con la resolución de los problemas asociados.

Caso clínico: Sra. Dupont

La Sra. Dupont, de 67 años, ingresó en la unidad de cuidados de seguimiento y rehabilitación tras una operación de cadera. Tiene antecedentes de hipertensión y diabetes. Su hija la acompañaba y expresó su preocupación por la capacidad de su madre para recuperar su independencia.

Problema 1: Dolor postoperatorio
Intervención de enfermería: Evaluación periódica del dolor de la Sra. Dupont, administración de analgésicos según prescripción, control de los efectos secundarios, educación de la paciente sobre el tratamiento del dolor.

Problema 2: Riesgo de infección de la zona quirúrgica
Intervención de enfermería: Vigilancia diaria de la herida quirúrgica, comprobando que no hay signos de infección (enrojecimiento, calor, secreción), concienciando al paciente de la importancia de la higiene.

Problema 3: Ansiedad en la paciente y su hija
Intervención de la enfermera: Crear un espacio de escucha para la Sra. Dupont y su hija, explicarles las etapas de la rehabilitación, tranquilizarlas sobre las competencias del equipo de cuidados, proponerles sesiones con un psicólogo si fuera necesario.

Problema 4: Gestión de las comorbilidades (hipertensión, diabetes)

Cuidados de enfermería: Control regular de los niveles de azúcar en sangre y de la tensión arterial, administración de la medicación prescrita, educación de la Sra. Dupont sobre la importancia de una dieta equilibrada y de tomar su medicación con regularidad.

Problema 5: Rehabilitación y movilización precoz

Participación de enfermería: Trabajar en estrecha colaboración con los fisioterapeutas, animar a la paciente a participar activamente en las sesiones, controlar la tolerancia de la Sra. Dupont a los ejercicios, ajustar las sesiones en función de los progresos.

Analizando este caso clínico, podemos ver que la enfermera de cuidados de seguimiento y rehabilitación desempeña un papel central en la atención global del paciente. Evalúan, intervienen, educan y coordinan los cuidados para garantizar la mejor calidad asistencial posible. Cada situación es única y las intervenciones deben adaptarse a las necesidades específicas de cada paciente. El análisis de casos clínicos ayuda a desarrollar una visión holística de la atención, integrando aspectos médicos, psicológicos, sociales y educativos.

El poder de la humanidad en la curación y la rehabilitación.

El poder de la humanidad en la curación y la rehabilitación es un elemento esencial que a menudo se subestima en el mundo médico moderno. A pesar de la evolución tecnológica y los avances científicos, el toque humano, la escucha atenta y la compasión siguen siendo herramientas poderosas en el proceso de curación.

En el corazón de este poder se encuentra la capacidad de crear conexiones significativas. Para los pacientes de Cuidados Continuados y Rehabilitación, la rehabilitación tiene que ver tanto con la mente como con el cuerpo. Los retos físicos son evidentes, pero los retos emocionales, psicológicos y espirituales que acompañan a una larga convalecencia o a una enfermedad crónica son igual de reales. Los cuidadores que adoptan un enfoque humanista ven al paciente como un todo, reconociendo sus necesidades, esperanzas, miedos y deseos.

Unas palabras alentadoras, una mano amiga o simplemente una presencia tranquila en un momento de dolor o desánimo pueden ser poderosos catalizadores de la recuperación. Estos gestos aumentan la confianza y la motivación del paciente para continuar con los tratamientos, ejercicios y terapias necesarios para la rehabilitación.

La humanidad en los cuidados también aumenta el bienestar del personal asistencial. Al establecer vínculos genuinos con sus pacientes, los cuidadores suelen encontrar sentido y una profunda satisfacción en su trabajo, lo que puede protegerles del agotamiento y el burnout.

Es también en esta humanidad donde las familias y los seres queridos encuentran apoyo. Presenciar el sufrimiento de un ser querido es un calvario en sí mismo. Pero ver a esa persona tratada con dignidad, respeto y compasión puede aportar un consuelo inestimable.

Mientras vivimos en una era de rápida innovación médica, es crucial recordar que la humanidad está en el corazón de la curación. Las máquinas pueden ayudar a diagnosticar, los fármacos pueden tratar, pero es el espíritu humano, con su resistencia, compasión y capacidad de conexión, el que a menudo es la clave de la verdadera curación y rehabilitación.

Conclusión

La innegable
importancia
la enfermera
en los cuidados
de seguimiento
y rehabilitación.

La enfermera en los cuidados de seguimiento y rehabilitación es una figura central, un eslabón esencial en el complejo proceso de rehabilitación y cuidados. Su papel va más allá de los simples procedimientos técnicos o del seguimiento médico: son el verdadero vínculo entre el paciente, su familia y el equipo médico, garantizando la coherencia y la continuidad de los cuidados.

Desde el momento del ingreso, la enfermera sienta las bases de una relación de confianza, crucial para un proceso de curación armonioso. Esta confianza se basa no sólo en la competencia técnica, sino también en la empatía, la escucha y la capacidad de tranquilizar. En el delicado contexto de la rehabilitación, en el que los pacientes se enfrentan a menudo a sus propias limitaciones, frustraciones y miedos, la enfermera se convierte en un apoyo psicológico de primer orden, una presencia tranquilizadora a diario.

Pero su alcance va mucho más allá del aspecto emocional. La enfermera es también una auténtica directora de orquesta, que coordina con brillantez las intervenciones de los distintos profesionales sanitarios. Vigila de cerca que cada etapa del plan de cuidados se siga correctamente y se adapte si es necesario, al tiempo que mantiene una comunicación fluida con los médicos, fisioterapeutas, terapeutas ocupacionales y otros especialistas implicados.

La versatilidad de las enfermeras en los cuidados de seguimiento y rehabilitación también es notable. De un minuto a otro, pueden pasar de una técnica de cuidados avanzados, a un debate sobre la educación terapéutica del paciente o a coordinar un taller de movilización. Esta capacidad de adaptación y de hacer malabarismos con diferentes papeles lo convierte en la piedra angular de los cuidados de seguimiento y rehabilitación.

Además, ante los retos que plantean los cambios en la sociedad, la tecnología y la medicina, las enfermeras de seguimiento y rehabilitación se reinventan constantemente. A menudo están a la vanguardia de la innovación, buscando constantemente mejorar sus prácticas, formarse y mantenerse al día, con el fin de ofrecer a los pacientes los mejores cuidados posibles.

Si los cuidados posagudos y de rehabilitación son un lugar de segundas oportunidades, renacimiento y renovación, es en gran parte gracias al compromiso, la pasión y la determinación de las enfermeras que trabajan en ellos. Son la prueba viviente de que la humanidad, la dedicación y la habilidad pueden unirse para transformar vidas, y es esta innegable importancia la que las convierte en pilares esenciales del mundo de la rehabilitación.

Ánimo y consejo
para los nuevos en el negocio.

Convertirse en enfermera en cuidados de seguimiento y rehabilitación es una aventura apasionante pero exigente, llena de obstáculos pero también de momentos de profunda gratificación. Para quienes se inician en la profesión, la determinación, la paciencia y la pasión son esenciales. He aquí algunos ánimos y consejos para guiar sus primeros pasos:

- **El aprendizaje es continuo**: Entienda que cada día es una oportunidad para aprender. La medicina evoluciona constantemente, al igual que las técnicas de tratamiento. Sea curioso, haga preguntas y no tema decir que no sabe.
- **La paciencia es su mejor aliada**: Los progresos en la rehabilitación pueden ser lentos y a veces invisibles. Celebre cada pequeña victoria, por

161

pequeña que sea, y recuerde que cada paciente es único.

- **Establecer vínculos** : La relación con el paciente está en el corazón de la rehabilitación. Tómese el tiempo necesario para escuchar, comprender y establecer una relación de confianza.

- **Rodéese de gente**: Sus colegas serán una valiosa fuente de apoyo, ánimo y consejos. No dude en pedirles ayuda, compartir sus dudas y aprender de su experiencia.

- **Cuídese**: La carga emocional puede ser pesada en el postratamiento y la rehabilitación. Es esencial que reconozca sus limitaciones, adopte estrategias de autocuidado y busque ayuda si es necesario. Su bienestar es primordial para proporcionarle los mejores cuidados posibles.

- **Mantenga el rumbo**: Habrá días difíciles, situaciones complejas y momentos de duda. Recuerde por qué eligió esta profesión, la diferencia que puede marcar en la vida de los pacientes, y deje que esa pasión sea su guía.

- **Formación continua**: La formación continua es esencial para mantenerse al día y reforzar sus competencias. Aproveche las oportunidades de especialización, los talleres y las conferencias para ampliar sus horizontes.

- **Busque un mentor**: Encontrar un mentor, una figura experimentada que pueda guiarle, aconsejarle y apoyarle, puede ser inestimable en los primeros años de su carrera.

- **La comunicación es clave**: desarrolle sus habilidades comunicativas, no sólo con los pacientes sino también con el equipo médico. Una comunicación clara y eficaz es esencial para garantizar la mejor atención posible.

- **Crea en sí mismo**: Por último, recuerde que cada día, a través de sus acciones, sus habilidades y su humanidad, usted marca la diferencia. Usted tiene la capacidad de llevar consuelo, guiar la curación y cambiar vidas.

Queridos recién llegados, vuestro viaje en el mundo de la Rehabilitación y la Atención Continuada acaba de comenzar, ¡y qué aventura promete ser! Abracen cada reto con corazón y determinación, porque el mundo de la rehabilitación tiene mucho que ofrecerles. Ustedes son el futuro de la Rehabilitación y la Atención Continuada, y nosotros creemos en ustedes.

Glosario de términos médicos.

Un glosario de términos médicos es un complemento esencial de cualquier libro dirigido a profesionales sanitarios, especialmente para los principiantes. Aunque no puedo abarcar todos los términos que podría desear incluir, he aquí una selección relevante en el contexto de los cuidados de seguimiento y la rehabilitación:

- **Analgésico**: Fármaco destinado a reducir o eliminar el dolor.
- **Atrofia**: Reducción del volumen de un tejido, órgano o parte del cuerpo, generalmente debido a una enfermedad o a la falta de uso.
- **Evaluación funcional**: Evaluación de las capacidades y limitaciones de una persona en diversas actividades de la vida diaria.
- **Cognición**: Todas las funciones mentales que incluyen el pensamiento, la memoria, el juicio y la resolución de problemas.
- **Decúbito**: Acostarse. El término se asocia a menudo con las úlceras que pueden desarrollarse como resultado de una presión prolongada sobre una zona concreta del cuerpo.
- **Terapia ocupacional**: Terapia que utiliza actividades productivas o creativas para ayudar a recuperar o mantener la máxima independencia.
- **Fisioterapia**: Terapia que utiliza el movimiento para tratar y prevenir ciertas afecciones.
- **Movilidad pasiva**: Movimiento de una parte del cuerpo sin ningún esfuerzo activo por parte del paciente, generalmente realizado por un terapeuta o un aparato.
- **Neurodegenerativas**: Se refieren a las enfermedades caracterizadas por la degradación progresiva de las células nerviosas o neuronas.

- **Ortesis**: Aparato o dispositivo externo utilizado para corregir o aliviar una deformidad o disfunción.
- **Paliativo**: Tratamiento destinado a aliviar los síntomas sin tratar la causa subyacente de la enfermedad.
- **Rehabilitación**: El proceso de ayudar a una persona a recuperar o mejorar sus capacidades funcionales tras una enfermedad o lesión.
- **Secuela**: Consecuencia de una enfermedad o lesión que persiste después de que la causa inicial haya sido tratada o curada.
- **Espasticidad**: Aumento del tono muscular que puede provocar espasmos o contracciones musculares involuntarias.
- **Trombosis venosa profunda (TVP)**: formación de un coágulo sanguíneo en una vena profunda, normalmente en la pierna.
- **Ventilación mecánica**: Uso de una máquina para ayudar a una persona a respirar cuando no puede hacerlo por sí misma.

Evidentemente, sería necesario ampliar este glosario en función de los temas tratados a lo largo del libro. Los términos aquí recogidos son sólo un esbozo, pero proporcionan una base sólida para ayudar a los principiantes a comprender algunos de los términos especializados que pueden encontrar en la Atención Continuada y la Rehabilitación.

Recursos adicionales para la formación y el desarrollo profesional.

La formación y el desarrollo profesional son esenciales para cualquier enfermera que desee mantenerse al día de los últimos avances médicos, las técnicas y las mejores prácticas. A continuación se ofrece una lista de recursos que las enfermeras de Atención Continuada y Rehabilitación pueden encontrar útiles para su formación y desarrollo:

- Asociaciones profesionales :
  - *Ordre National des Infirmiers*: Ofrece oportunidades de formación, eventos y recursos para enfermeros.
  - *Association Française de Soins de Suite et de Réadaptation (AFSoins de suite et de réadaptation)*: Específicamente destinada a los profesionales de los cuidados de seguimiento y rehabilitación, ofrece formación, conferencias y talleres.
- Periódicos y revistas especializadas:
  - *Revue de l'infirmière:* artículos, estudios de casos, investigaciones y noticias específicas de la profesión.
  - *Cuidados de rehabilitación*: Centrada específicamente en los cuidados de rehabilitación, esta revista cubre nuevas técnicas, estudios de casos e investigación.
- Formación en línea :
  - Plataformas como *Coursera*, *Udemy* y *Khan Academy* ofrecen cursos sobre diversos temas médicos, incluida la rehabilitación.
- Conferencias y talleres :
  - Participar en eventos nacionales e internacionales sobre cuidados de

rehabilitación, medicina general y otras especialidades relacionadas.

- Libros y manuales :
    - Existen muchos libros sobre cuidados especializados de enfermería, rehabilitación, fisiología y otros temas relevantes. Es aconsejable consultar regularmente las nuevas publicaciones.
- Redes sociales profesionales :
    - Plataformas como *LinkedIn* permiten unirse a grupos dedicados a los cuidados de rehabilitación, donde los miembros comparten recursos, estudios y experiencias.
- Programas de tutoría :
    - Busque oportunidades de tutoría, en las que enfermeras con experiencia guíen y aconsejen a las nuevas en la profesión.
- Investigación clínica :
    - Mantenerse al día de las últimas investigaciones en el campo de los cuidados posagudos y de rehabilitación permite incorporar los últimos descubrimientos a la práctica diaria.
- Universidades y centros de formación :
    - Muchas de ellas ofrecen cursos de formación continua, diplomas universitarios o certificados de especialista.
- Prácticas y rotaciones :
    - Piense en hacer prácticas en diferentes departamentos o establecimientos para adquirir experiencia diversa y competencias complementarias.

El mundo de la medicina evoluciona constantemente y es crucial que los profesionales sanitarios sigan aprendiendo y desarrollándose a lo largo de su carrera. Estos recursos, combinados con la voluntad de aprender, pueden ayudar a las enfermeras a proporcionar unos cuidados excepcionales a sus pacientes y a crecer en su profesión.

Enlaces útiles
y asociaciones profesionales.

En el ámbito de los cuidados continuos y la rehabilitación (CCR) y, más ampliamente, en el sector de la enfermería, existen muchas asociaciones profesionales y recursos en línea que pueden ofrecer apoyo, información y oportunidades de formación continua a las enfermeras. He aquí una lista no exhaustiva de enlaces útiles y asociaciones profesionales:

- Asociaciones profesionales nacionales :
    - **Ordre National des Infirmiers (ONI)**: La ONI es la organización oficial que representa a los enfermeros en Francia. Ofrece información reglamentaria, oportunidades de formación y noticias profesionales.
    - Página web de la ONI
    - **Association Française de Soins de Suite et de Réadaptation (AFSoins de suite et de réadaptation)**: Esta asociación se centra específicamente en los problemas y necesidades de los profesionales que trabajan en los cuidados de seguimiento y rehabilitación.
    - **Fédération Nationale des Infirmiers (FNI)**: Es uno de los principales sindicatos que representa a los enfermeros autónomos en Francia.
    - Página web de la FNI
- Otras asociaciones relevantes :
    - **Association Française des Infirmiers(e)s de Rééducation et de Réadaptation (AFIRR)**: Esta asociación se dedica a la formación, la investigación y la defensa de los intereses profesionales de los enfermeros que trabajan en reeducación y rehabilitación.

- **Association Nationale Française des Infirmiers et Infirmières Diplôm(e)s et Étudiants (ANFIIDE)**: ANFIIDE se centra en la educación, la investigación y la práctica profesional de los enfermeros en Francia.
  - Página web de ANFIIDE
- Recursos en línea :
  - **Infirmiers.com: se trata de** un portal web rico en información que ofrece noticias, artículos, foros de debate y recursos para enfermeras.
    - Página web Infirmiers.com
  - **ActuSoins**: Revista en línea dedicada a la actualidad enfermera.
    - Página web de ActuSoins
  - **Revista   L'Infirmière**: Una revista para profesionales de la enfermería con artículos, informes y estudios de casos.
    - Página web Infirmièrede la revista
- Organizaciones internacionales :
  - **Consejo Internacional de Enfermeras (CIE)**: Con sede en Ginebra, esta organización trabaja para garantizar unos cuidados de enfermería de calidad para todos, fomentar el desarrollo económico y promover los derechos de la mujer.
    - Página web de la CII
- Plataformas de formación :
  - **DPC (Desarrollo Profesional Continuo)** : Plataforma oficial de formación continua para profesionales sanitarios, incluidos los enfermeros.
    - Página web del DPC

- Foros y grupos de debate :
  - Numerosos foros en línea, como los de Infirmiers.com y otras plataformas especializadas, permiten a las enfermeras intercambiar experiencias, consejos e información sobre diversos temas.

Estas asociaciones y recursos pueden ayudar a las enfermeras a mantenerse informadas, desarrollar sus habilidades y conectar con sus colegas. Es una buena idea suscribirse a sus boletines o seguirlas en las redes sociales para estar al día de las últimas noticias y oportunidades.